對症下藥

治脫髮

U0063783

陳光輝 編著

萬里機構・得利書局 出版

前言

臟居於內，形見於外。清代著名醫家沈金鰲指出：「毛髮也者，所以為一身之儀表，而可驗盛衰於沖任二脈者也。」

經曰：「夫沖脈者，五臟六腑之海也，五臟六腑皆稟焉。」[註一] 沖任二脈為十二經之海，謂之血海，髮為血之餘。

年輕人脫髮白髮不僅影響儀容，傷害自尊，更重要的是，年輕人脫髮白髮常與身體健康息息相關。

經曰：「腎者，主蟄，封藏之本，精之處也；其華在髮」[註二] 腎氣衰，髮落齒枯。

當代已故名醫江一葦教授於 1998 年出版的著作中指出：「總之，如果正常的青年或壯年之人而見髮色枯黃，或提早斑白，或大量脫髮者，皆屬病態，吾人不應只視作影響觀瞻而無礙工作等閒任之。須知，長期脫髮或白髮，是提早衰老和生理機能障礙的象徵，勢必導致其他意料不及的種種疾病出現，後遺是不堪想象的。」[註三]

現代醫學權威美國哈佛大學醫學院和波士頓的 Brighan and Wonen's Hospital 曾聯合發表他們經過長達 11 年的研究報告，除進一步證明之前有醫學調查報告指出禿頭男士較頭髮正常男士容易患心臟病之外，還證明禿頭愈嚴重，心臟病的發病率愈高[註四]。如所周知，在世界很多富有發達的國家或城市，心臟病是中老年人的頭號殺手。

由上可見，治療脫髮的意義不僅在於使患者重生一頭亮麗黑髮以恢復端莊的儀容，更重要的是治病求本，針對病因，根治病源，使患者身心恢復健康。

在此值得一提的是，隨着社會的進步、繁榮和富裕，脫髮和心臟病一樣有日漸增多以及日漸年輕化之趨勢。在生活西化的香港、在經濟起飛的中國，十個光頭九個富的現象已成過去；如今，隨處可見三十未至而牛山濯濯的苦惱青年。香港大學科學研究中心1999年6月所做的一項調查，在接受訪問的一千五百多名年齡介乎25至54歲的香港男士中，四成被訪者表示有某種程度的脫髮〔註五〕，這個發病率雖較歐美白人男性早禿發病率高達80%尚少一半，但卻較上海市1976年對11萬多人進行皮膚病調查時，早禿的發病率僅為0.63%高出數以十倍計〔註六〕，而隨着中國的改革開放，人們的生活方式和飲食文化等產生重大的變化，早禿的發病率也顯著的升高，據報道，有人對1766名漢族男性調查，結果顯示男性型禿髮患者達533人，患病率達30.2%〔註七〕。

根據筆者逾四十多年臨床所見，患脫髮的人確有日漸增多以及日漸年輕化之趨勢，二十多年前，早禿來診者開始出現病理性脫髮的年齡大多介乎25至35歲；如今，早禿來診者開始出現病理性脫髮的年齡大約較二十多年前提早5歲，以介乎20歲至25歲者為多。而值得關注的是，多數來診者除因脫髮影響儀容而精神飽受困擾之外，大多數來診者尚有其他或多或少的臨床症狀，如胸翳、心跳、失眠、煩躁不安、精神不振、記憶力衰退、體力下降、疲倦、腰酸背痛、雙膝軟弱無力等現象。

脫髮是一種常見的臨床綜合症，無論男、女、老、少均可發生，在此必須指出的是，引致脫髮的病因有多方面，不同的病因，產生不同的病理，形成不同的脫髮類型，中醫自《黃帝內經》至今二千餘年，歷代醫家對於脫髮的病因，病理各有精闢的論述，在治療方面，也創立了諸多療效顯著的良方；例如，七寶美髯丹治療肝腎虧虛脫髮白髮，古庵心腎丸治療心腎精血虧虛白髮無子，通竅活血湯治療血瘀毛竅脫髮等等。

四十多年來，筆者在診治脫髮症的臨床工作中，基於筆者具有現代西醫和傳統中醫的專業知識，在參考大量古今醫學文獻的基礎上，對於脫髮的病因，病理和防治方法進行長期的研究，歸納出脫髮的病因有八大類數十種；在治療方面，集古今治脫髮之佳法，匯古今治脫髮方藥之精華，不斷革新，創立一系列針對病因，辨證論治，對症下藥，內服治本，固本培元，調和臟腑，平衡陰陽，輔以外用，內外結合，標本同治的治療方法，經治一批由不同病因引致的脫髮患者，取得顯著療效。

　　本着醫者為醫學事業盡綿力，為病患者康復盡天責以及拋磚引玉的精神，筆者編著拙作《對症下藥治脫髮》，簡要論述頭髮的生理，脫髮白髮的病因、病理，臨床分型和防治方法，內容淺顯易明，可供臨床醫師，中醫受好者和關心頭髮健康的人們參考。

　　鑒於筆者學術水平，臨床經驗和寫作能力有限，本書諒必存在不少錯漏，敬請專家學者、同業先進和讀者們批評賜教，筆者謹於此向諸位致以衷心的感謝。

陳光輝

〔註一〕　詳見《黃帝內經・靈樞・逆順肥瘦第三十八》
〔註二〕　詳見《黃帝內經・素問・六節臟象論篇第九》
〔註三〕　詳見江一葦著《醫食拾遺》，星島出版社出版，1998 年 10 月初版第 158 頁。
〔註四〕　詳見香港經濟日報《禿頭男士患心臟病，機會大三成》，2000 年 1 月 25 日 A18 版。
〔註五〕　詳見星島日報《1/4 脫髮港男憂患重》，1999 年 7 月 12 日 A13 版。
〔註六〕　詳見楊國亮、王俠生主編《現代皮膚病學》，上海醫科大學出版社出版，1998 年 5 月第 1 版第 2 次印刷第 758 頁。
〔註七〕　詳見陳達燦、褐國維主編《皮膚性病科專病中醫臨床診治》，人民衛生出版社出版，2001 年 3 月第 1 版第 2 次印刷第 336 頁。

目　錄

前言 2

第一章　頭髮的生理 17

第二章　為什麼會脫髮白髮 22
　　第一節　脫髮白髮的病因 22
　　第二節　早禿早衰與心臟病 35

第三章　脫髮的類型 40
　　第一節　油風 40
　　第二節　髮蛀脫髮 42
　　第三節　現代醫學的脫髮臨床分型 44

第四章　脫髮的診治原則 49

第五章　脫髮白髮之辨證論治對症下藥............52
　　第一節　血熱邪毒侵膚脫髮證治 52
　　第二節　血瘀毛竅脫髮證治 72
　　第三節　氣血兩虛脫髮證治 93
　　第四節　心脾兩虛脫髮證治 122
　　第五節　心腎虧虛脫髮白髮證治 139
　　第六節　肝腎虧虛脫髮證治 162
　　第七節　肺氣陰兩虛脫髮證治 176
　　第八節　五內虧虛脫髮證治 191
　　第九節　未老先衰早禿早白證治 214
　　第十節　陰陽失調脫髮證治 231

對症下藥治脫髮
部分臨床醫案治療前後照片

熱毒侵膚脫髮女童治療前後照片（參考第63頁）

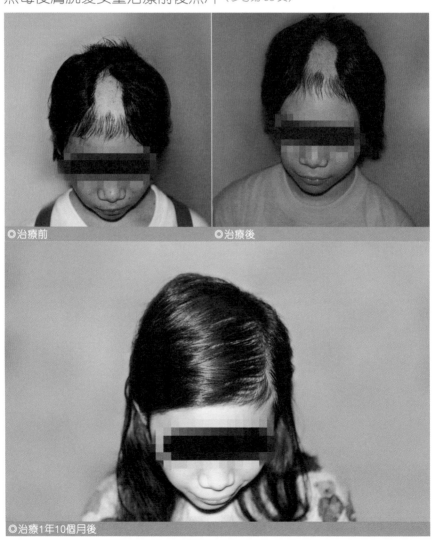

◎治療前　　　　　◎治療後

◎治療1年10個月後

血熱邪毒侵膚暗瘡脫髮男士治療前後照片 （參考第 66 頁）

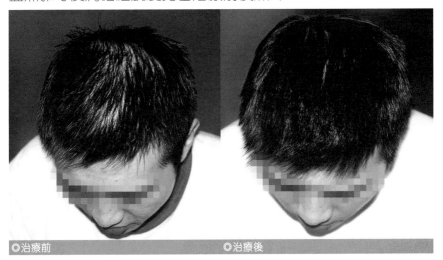

◎治療前　　　　　　　　◎治療後

沖任虧損血瘀毛竅脫髮女士治療前後照片 （參考第 84 頁）

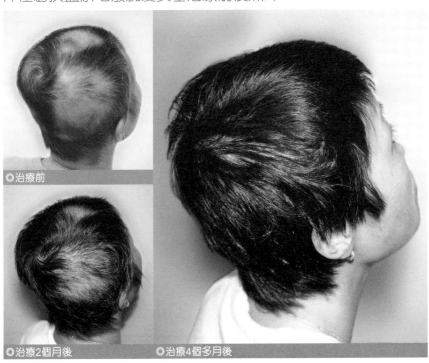

◎治療前

◎治療2個月後　　　　　　◎治療4個多月後

血瘀毛竅脫髮伴胸痺男士治療前後照片 （參考第87頁）

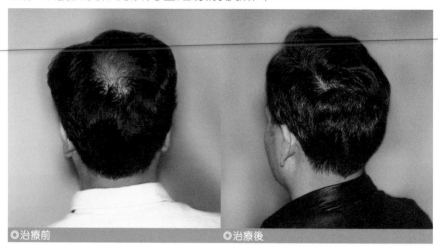

◎治療前　　　　　　　　◎治療後

氣血兩虛脫髮男士治療前後照片 （參考第114頁）

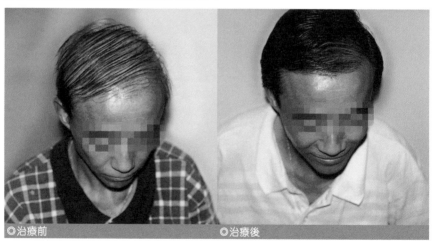

◎治療前　　　　　　　　◎治療後

氣血兩虛脫髮女士治療前後照片 （參考第 117 頁）

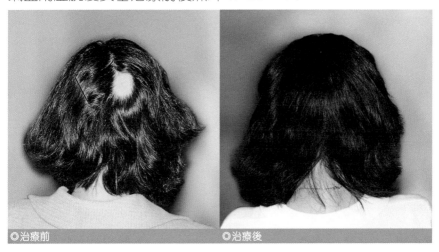

◎治療前　　◎治療後

心脾兩虛脫髮男士治療前後照片 （參考第 130 頁）

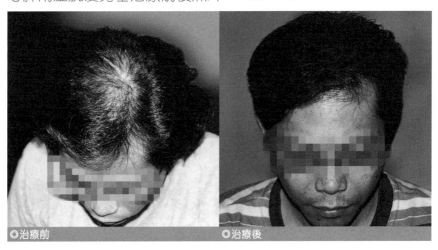

◎治療前　　◎治療後

心脾兩虛脫髮男士治療前後照片（參考 134 頁）

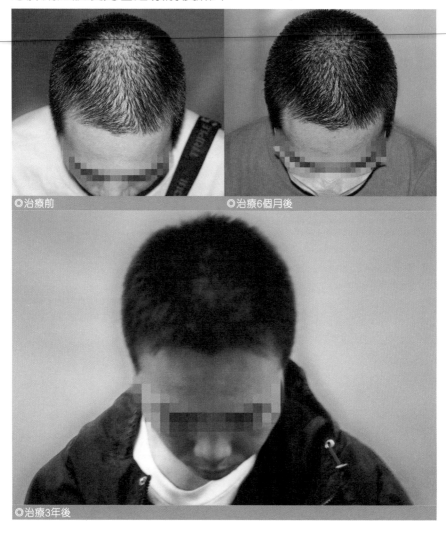

◎治療前　　　　　　　　　　　◎治療6個月後

◎治療3年後

心腎虧虛脫髮白髮男士治療前後照片 (參考第 153 頁)

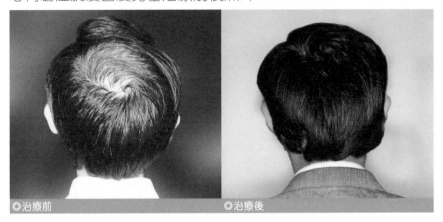

◎治療前　　　　　　　◎治療後

心腎虧虛脫髮白髮男士治療前後照片 (參考第 156 頁)

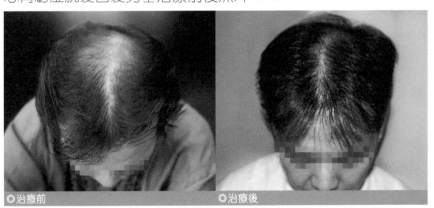

◎治療前　　　　　　　◎治療後

肝腎虧虛脫髮男士治療前後照片（參考第 167 頁）

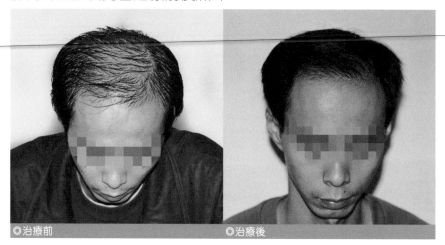

◎治療前　　　　◎治療後

肝腎虧虛脫髮白髮男士治療前後照片（參考第 171 頁）

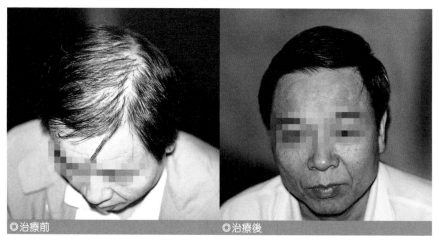

◎治療前　　　　◎治療後

肺氣陰兩虛脫髮男士治療前後照片（參考第 187 頁）

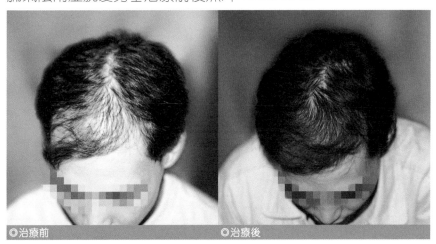

◎治療前　　　　◎治療後

五內虧虛脫髮男士治療前後照片（參考第 209 頁）

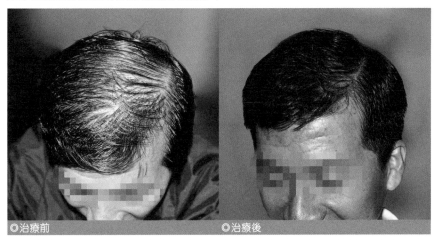

◎治療前　　　　◎治療後

早禿早白男士治療前後照片（參考第 223 頁）

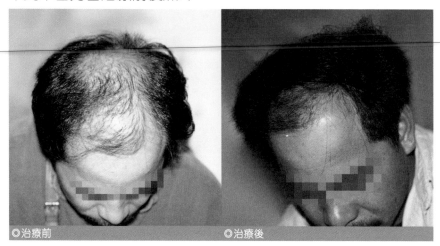

◎治療前　　　　◎治療後

早禿早白女士治療前後照片（參考第 226 頁）

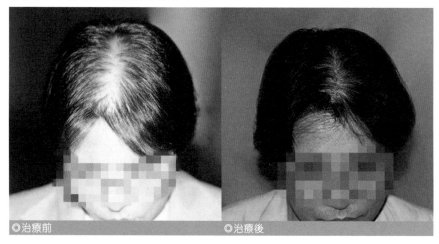

◎治療前　　　　◎治療後

陰陽失調脫髮男士治療前後照片（參考第240頁）

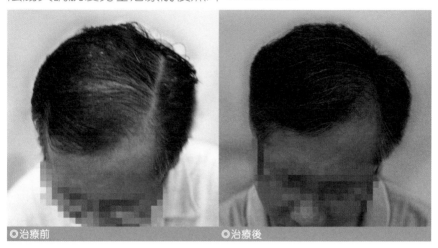

◎治療前　　　　　　　　　◎治療後

陰陽失調脫髮男士治療前後照片（參考第244頁）

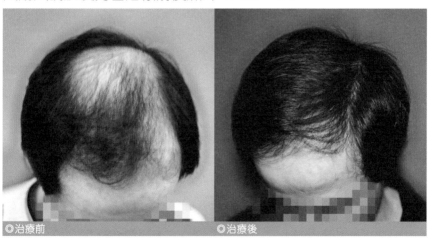

◎治療前　　　　　　　　　◎治療後

陰陽失調、沖任虧損脫髮女子治療前後照片 (參考第 248 頁)

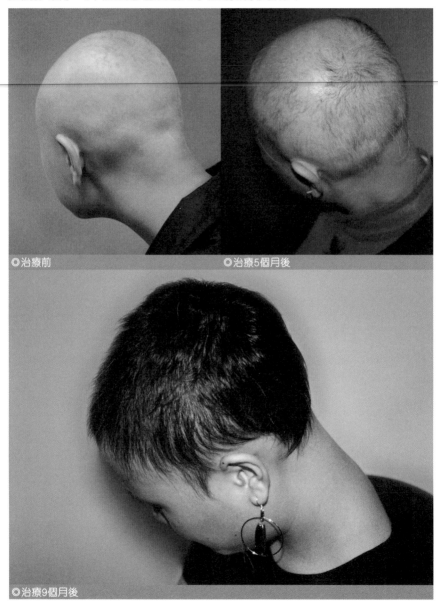

◎治療前　　　　　　　　　◎治療5個月後

◎治療9個月後

第一章 頭髮的生理

1 頭髮的發育

如所周知，身體髮膚，受諸父母。二千多年前，中醫經典巨著《黃帝內經》在論述人之始生等篇章時指出：「以母為基，以父為楯」〔註一〕「兩神相搏，合而成形，是謂精」〔註二〕「精成而腦髓生，骨為幹，脈為營，筋為剛，肉為牆，皮膚堅而毛髮長」〔註三〕。

根據現代醫學，受精卵於母體發育成胎兒，22周的胎兒毛囊已全部長出，一般認為，成人期不能增添新的毛囊數。這就是說，一個人尚未出世來到這個世界之前，其父母親的遺傳基因等先天因素，已決定該人有多少根毛髮。現代醫學業已證明，正常人體細胞的23對基因，其中一半來自父親，另一半來自母親。有報道指出，成人男子的毛囊總數估計為500萬左右，其中100萬在頭部，約10萬在頭皮部，沒有性別和種族差異〔註四〕。然而，我國正常人全身毛囊的數目，至今尚未見有精確的報道。

2 頭髮的生長周期

現代醫學通常將頭髮露出皮膚部分稱為髮幹，而將皮膚以下，藏於毛囊內部分稱為髮根，頭髮位於皮下組織處的膨大終止部分稱為毛球，毛乳頭在毛髮的基端，突入於毛球之內。

正常人頭髮自生出到脫落一般為期3年至7年，個別人頭髮生長周期長達10年以上。在病理情況下，頭髮生長周期縮短，當終毛變為毳毛時，毳毛的生長周期更短，最後，當幼小的毳毛脫落之後，毛囊消失，也就沒有新的毛髮再生。

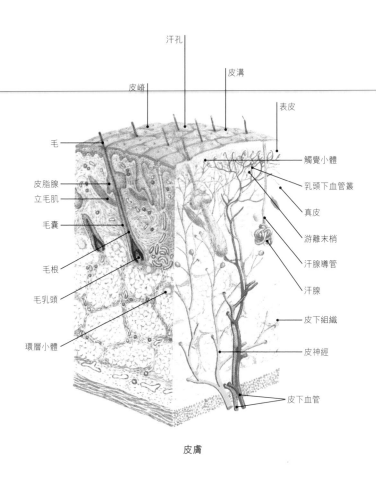

汗孔

皮溝

皮嵴

表皮

毛

觸覺小體

乳頭下血管叢

皮脂腺

真皮

立毛肌

毛囊

游離末梢

汗腺導管

毛根

汗腺

毛乳頭

皮下組織

環層小體

皮神經

皮下血管

皮膚

人始生，先成精，精成而腦髓生，骨為幹，脈為營，筋為剛，肉為牆，皮膚堅而毛髮長……

——《黃帝內經·靈樞·經脈第十》

頭髮的生長周期示意圖

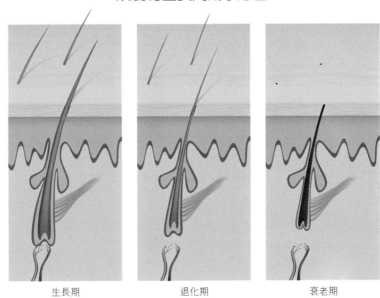

生長期　　　　　　　退化期　　　　　　　衰老期

現代醫學通常根據毛囊活動情況，將頭髮的生長周期分為生長期，退化期和衰老期三個階段。

1.生長期頭髮

正常頭髮的生長期大約在2年半至6年之間，但有個別人頭髮的生長期可長達10年以上，處於生長期的頭髮約佔全部頭髮的80%至85%。

生長期頭髮毛囊球部膨大，毛乳頭的血液供應非常豐富，毛囊的新陳代謝和細胞分裂活躍進行，頭髮每天增長達0.27毫米至0.41毫米，即每月增長約為0.9厘米至1.3厘米，氣血壯旺的青年人，頭髮生長速度較快，個別人頭髮每月增長可能高達1.5厘米以上，而老年人及身患慢性消耗性疾病的人，氣血虧虛，頭髮生長速度一般較為緩慢。

2. 退化期頭髮

頭髮進入退化期，毛囊下端皺縮成細的上皮細胞柱（上皮索），頭髮變成棒狀髮，毛囊乳頭上移，細胞分裂停止，頭髮也不會再增長，退化期一般歷時 2 至 4 周。

3. 衰老期頭髮

退化期之後，頭髮進入衰老期，衰老期頭髮有如下變化：

① 衰老早期棒狀毛髮位於立毛肌附着點水平處之角化上皮囊處；

② 衰老中期，新的毛囊乳頭開始於皮下組織形成；

③ 衰老晚期，老毛髮即將脫落，新毛髮即將長出。

在正常情況下，頭髮的生長周期不同步；因此，正常人每天可能有 20 至 100 根衰老的頭髮脫落，同時也有相同數量的新生頭髮長出，從而使整體頭髮保持在正常的狀態。

3 頭髮的功能

頭髮具有保護頭皮的作用，一頭濃密烏亮的頭髮顯示端莊的儀容和充滿朝氣，是身體臟腑氣血功能健旺之象徵。

清代著名醫家沈金鰲指出，毛髮也者，所以為一身之儀表，而可驗盛衰於沖任二脈者也，可謂一語道明頭髮的功能。誠然，尚若年輕人嚴重脫髮白髮，或髮色枯槁無華，除影響儀容，傷害自尊之外，也可能與身體健康狀況有關。現代醫學業現證明，很多疾病可引致脫髮；例如，糖尿病可引致脫髮，甲狀腺功能亢進可引致脫髮，甲狀腺功能低下可引致脫髮，紅斑狼瘡可引致脫髮，肺結核可引致脫髮，梅毒病可引致脫髮，愛滋病可引致脫髮，貧血可引致脫髮，甚至，僅缺鐵而尚未有貧血的人也可能出現脫髮

現象；因此，脫髮患者就醫，經過臨床檢查，可能會發現其引致脫髮的原發病，從而有利於原發病的診治；再者，實驗室可用頭髮鑒定血型，實驗室也可對頭髮進行化驗以協助診斷某些已有臨床症狀和體徵的疾病，同時也可能提早預測某些尚未有明顯臨床症狀和體徵的潛在病。

〔註一〕 詳見《黃帝內經‧靈樞‧天年第五十四》
〔註二〕 詳見《黃帝內經‧靈樞‧決氣第三十》
〔註三〕 詳見《黃帝內經‧靈樞‧經脈第十》
〔註四〕 詳見楊國亮、王俠生主編《現代皮膚病學》，上海醫科大學出版社出版，1998年5月第1版第2次印刷第546頁。

第二章 為什麼會脫髮白髮

第一節 脫髮白髮的病因

脫髮白髮是臨床常見的病徵，引致脫髮白髮的病因大體有八大類數十種，茲分述如下：

1 血分病

1. 血虛

經曰：髮為血之餘。現代醫學業已證明，生長期頭髮毛乳頭的血液供應非常豐富，毛囊的新陳代謝和細胞分裂活躍進行，血虛直接引致髮失濡養，毛髮根空，毛髮枯槁而容易鬆動脫落。

明代醫家陳實功在其論著《外科正宗》中指出：油風（相當於現代醫學的斑禿）乃血虛不能隨氣營養肌膚，故毛髮根空，脫落成片，皮膚光亮，癢如蟲行，此乃風熱乘虛攻蛀而然。治當神應養真丹服之，外以海艾湯熏洗並效。

根據現代醫學，缺鐵性貧血，甚至僅有缺鐵而沒有貧血的人亦可能導致頭髮乾枯呈現瀰漫性脫落，臨床對這些病例給予鐵劑治療有明顯療效。

引致缺鐵性貧血或缺鐵的病因很多，例如飲食中缺乏足夠量的鐵或食物結構不合理導致鐵的吸收和利用減低，也可能是胃腸道的疾病引致鐵的吸收不良；另外，慢性出血性疾病如消化道潰瘍出血，胃腸道腫瘤出血，肝硬化門靜脈曲張出血，鈎蟲病出血，痔瘡出血，呼吸系疾病出血；血液病如白血病、再生障礙性貧血，地中海性貧血，多次發作的陣發性血紅蛋白尿，行軍性血紅蛋白

尿；腎功能衰竭接受血液透析治療；婦女月經過多；妊娠鐵的需求增多或分娩出血等等均可引致貧血或血清缺鐵，從而引致頭髮出現病理性脫落。

2. 血瘀

血瘀引致血路和毛竅瘀阻，新血不能濡養頭髮，導致毛髮根空，毛髮枯萎脫落。

清代著名醫家王清任在其論著《醫林改錯》中指出：頭髮脫落，各醫書皆言傷血，不知皮裏肉外血瘀，阻塞血路，新血不能養髮，故髮脫落。王氏並創立具有活血袪瘀，行氣通脈功能的**通竅活血湯**加以治療；爾後，不斷有醫者報道運用王氏的通竅活血湯為主方治療臨床辨證屬於血瘀毛竅之脫髮患者，證實確具良效。

根據現代藥理研究，通竅活血湯能擴張血管，改善血液循環，降低血管阻力，提高組織耐缺氧能力，並能增強皮膚免疫功能。

基於通竅活血湯的藥理功效，如今，通竅活血湯不僅成為治療脫髮實證之主方，臨床上，通竅活血湯也被用於治療中風後遺症、腦外傷、腦震盪、頭痛、乙型腦炎後遺症、白癜風（白蝕）、酒渣鼻、皮膚黑斑症、扁平疣、閃輝性暗點症、視網膜中央動脈阻塞、血栓閉塞性脈管炎、急性結膜炎等病症[註一]。

3. 血熱

血熱令毛髮得不到陰血之滋養，髮失濡養而變白乾枯脫落。

金代醫家張從正於《儒門事親》中指出：年少髮早白落，此血熱太過也。世俗止知髮者血之餘，血衰故耳。豈知血熱而髮反不茂！肝者，木也，火多水少，木反不榮；火至於頂，炎上之甚也，熱病汗出，髮多脫落，豈有寒耶？

臨床上，先天稟賦，素體血熱；情志內傷，鬱而化火；嗜食肥甘厚味，辛辣煙酒致脾失健運，濕熱內生，上蒸巔頂，侵犯髮根；熱性病如腸傷寒，濕熱型脂溢性皮炎和血熱型脂溢性皮炎，皆可耗傷陰血，致髮失濡養而變白乾枯脫落。

4. 血寒

先天稟賦不足，素體虛寒；塞邪入侵，客於經脈，皆可令氣血受寒而運行受阻，令髮失濡養而脫落。

5. 血毒

邪毒入侵機體，波及營血，正邪相搏，氣血鬱蒸，外達肌膚，血毒阻塞毛竅，侵犯髮根令髮失濡養而脫落。

臨床上，系統性紅斑狼瘡脫髮，過敏性疾病引起之脫髮，病原菌引起的發熱性疾病併發脫髮等等，大都為血毒引致髮失濡養而脫落。

2 氣分病

1. 氣虛

氣為血帥，氣虛則乏力推動血脈運行，令髮得不到陰血的濡養。

氣為陽，血為陰，陽生則陰長，尚若氣虛日久，則血無氣以生，遂因之也虛，如是引致氣血兩虛，髮失濡養而脫落。

臨床上，表現為氣虛的甲狀腺機能減退症和腎上腺皮質機能減退症即阿狄森病（Addison's disease）的病人均可能產生氣虛所致之脫髮病症。

2. 氣滯

氣滯則血瘀，血瘀則新血不能濡養毛髮，引致毛髮根空，毛髮鬆動而脫落。

3. 氣血俱虛

氣血虛弱可直接影響毛髮的正常濡養，引致毛髮枯萎脫落。

氣血虛弱也可引致腎氣虛弱，骨髓枯竭，毛髮變白和枯萎脫落。隋代醫家巢元方於《諸病源侯論》中指出：若血氣盛則腎氣強，腎氣強則骨髓充滿，故髮潤而黑；若氣血虛則腎氣弱，腎氣弱則骨髓枯竭，故髮變白而脫落。

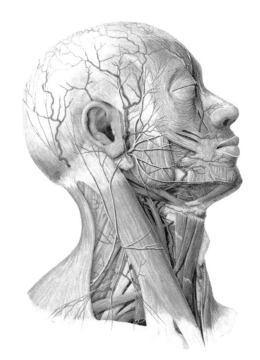

古書説「百脈匯於巔項」意即：頭部有大量神經、血管、肌肉匯聚

臨床上，產後大出血引致垂體機能減退的席漢氏綜合症（Sheehan's）便是典型的氣血虛弱，骨髓枯竭，頭髮、腋毛、陰毛均脫落的病例，有學者報道運用氣血雙補的八珍湯治療此綜合症獲得療效[註二]。

3 五臟病損

1. 心臟病損

髮為血之餘。現代醫學業已表明，生長期頭髮毛乳頭的血液供應非常豐富，毛囊的新陳代謝和細胞分裂活躍進行。

經曰：「心者，生之本，神之變也」「其充在血脈，為陽中之太陽」[註三]，又曰：「心主身之血脈」[註四]。

醫術高明的清廷御醫於《清太醫院配方》中批註道：「有患其無子者，有惡其白髮者。無子責乎腎，髮白責乎心。腎主精，精盛則孕成，精虧則乏嗣；心主血，血勝則髮黑，血衰則髮白。」[註五]

現代社會，生活節奏快速，人事關係複雜，工作環境、居住環境擠迫，人們飽受巨大精神壓力，而大多數從事腦力勞動的專業人士如科研人員、會計師、工程師、教師、醫師、設計師、電腦工作者等等經常過度勞心勞神，缺乏足夠睡眠時間和適量運動以致心血暗耗，未老先衰，頭髮早白早禿和患心臟的人日益增多和年輕化，心臟病是影響健康的嚴重疾病，是中老年人的頭號殺手，脫髮與心臟病息息相關，這是醫者和患者需加以正視的課題。

2. 腎臟病損

經曰：「腎者，主蟄，封藏之本，精之處也；其華在髮，其充在骨，為陰中之少陰」[註六]。

腎氣衰，髮落齒枯。隋代醫家巢元方於其論著《諸病源候論》

中指出：足少陰腎之經也，其華在髮，沖任之脈，為十二經之海，謂之血海，其別絡上唇口，若血氣盛則榮於頭髮，故鬚髮美，若血氣虛弱，經脈不能榮潤，故鬚髮脫落。巢氏進而指出：若血氣盛則腎氣強，腎氣強則骨髓充滿，故髮潤而黑，若血氣虛則腎氣弱，腎氣弱則骨髓枯竭，故髮變白而脫落。

臨床上，具有補益肝腎精血功效的著名古方首烏延壽丹治療肝腎虧虛，精血不足引致之頭髮早白脫落取得療效，由此也可反證腎臟病損可引致脫髮白髮。

3. 肺臟病損

經曰：「肺者，氣之本，魄之處也；其華在毛，其充在皮，為陽中之太陰」[註七]。

明代醫家周慎齋指出：虛損一證，或從上而損下。如金衰衛弱而多外感之來，則氣傷而肺損，肺損則不能制木，木邪乘土，土又不能生金而水益枯火益旺，此由上而下。故有毛落喉啞等證……[註八]

多年來，筆者以**加味補肺湯**為主方治療肺氣陰兩虛脫髮症取得療效，深感先賢論述肺主氣，主皮毛之精闢。

4. 脾臟病損

經曰：「真脾脈至，弱而乍數乍疎，色黃青不澤，毛折，乃死。」[註九]

脾為後天之本，生化之源；脾統血；脾氣虛弱，不但攝血統血無權，也因脾失健運，生化之源匱乏，引致氣血俱虛，臟腑肌膚失養，毛髮根空，毛髮枯槁脫落。

臨床上，有報道用**歸脾湯**加減治療包括斑禿、全禿和脂溢性脫髮患者30例，結果治癒16例，有效10例，無效4例[註十]。多年來，筆者也以**歸脾湯**為主方，辨證治療心脾兩虛脫髮患者，確具良效。

5. 肝臟病損

經曰：「肝者，罷極之本⋯⋯以生氣血」[註十一]，又曰：「真肝脈至，中外急，如循刀刃責責然，如按琴瑟弦，色青白不澤，毛折，乃死」[註十二]。

髮為血之餘，肝臟血，精血同源，肝腎乙癸，肝陰虛，肝腎不足，陰血不能上輸巔頂以濡養毛髮，致令毛髮根空，毛髮乾枯、變白和脫落。

臨床上，有人以具有補益肝腎功效的著名古方**七寶美髯丹**為主方治療脫髮24例，結果均治癒[註十三]。多年來，筆者也以七寶美髯丹為主方，辯證治療肝腎精血虧虛脫髮白髮患者，確具良效。

4 先天稟賦

1. 與親代遺傳基因有關的先天稟賦

二千多年前，醫學巨著《黃帝內經》在論述人之始生時指出：以母為基，經父為楯。正所謂人體髮膚，受諸父母。誠然，人類子代無論在形態結構，生理活動和生化代謝都和親代十分相似，這種現象現代醫學稱為遺傳，中醫稱為**先天稟賦**。

根據遺傳學，控制人體各種性狀的遺傳單位是基因，基因主要位於細胞核內的染色體上，人類正常體細胞中的染色體共有23對即46條，其中一半即23條來自父親，另一半即其餘的23條來自母親。這就是說，父母親的遺傳基因，控制子代的各種性狀包括人體髮膚。因此，若親代患有由遺傳基因引致的脫髮症，子代則可能因親代的脫髮遺傳基因而患上脫髮症——親代的脫髮遺傳基因若在子代表現為顯性，則子代出現與親代相似的脫髮症；若親代的遺傳基因在子代表現為隱性，則子代不會出現與親代相似的脫髮症。

臨床上，現代醫學診斷為早禿的患者，一般認為其致病原因與遺傳有關，其發病機理為 5-α-二氫睪酮對毛囊代謝的影響。早期的變化是禿髮區毛囊生長期縮短，頭髮容易脫落，經幾個連續周期後毛囊逐漸變小，終毛被毳毛所代替，最終毳毛毛囊消失。最早期的組織學改變是毛囊結締組織性毛根鞘的下部出現變性，伴血管周圍嗜鹼性變化，毛囊逐漸萎縮留下一束硬化的玻璃樣結締組織；表皮菲薄，表皮突變平，表皮下毛細血管層幾乎消失；真皮中含硫的黏多醣沉積增多。

早禿的發病率與種族和生活方式有關，歐美白人發病率最高，以前生活簡樸的中國人發病率較低。根據有關資料，白人男子早禿發病率高達80%、女子20%；1976年，上海市110 614人的皮膚病調查，早禿僅佔0.63%[註十四]；近20多年來，國內經過改革開放，人們的生活方式和飲食習慣日趨西化，禿頭的人顯著增多，有學者對1766名漢族男性進行調查，結果顯示男性型禿髮患者達533人，患病率達30.2%[註十五]；1999年，香港大學科學研究中心訪問1500多名年齡介乎25至54歲的香港男士，四成被訪者表示有某種程度的脫髮，其中四分之一的脫髮人士表示深受脫髮問題困擾[註十六]。

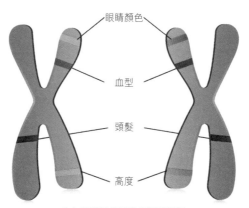

眼睛顏色

血型

頭髮

高度

染色體攜帶着親代的遺傳基因

2. 與胎弱有關的先天稟賦

受胎時，若親代患病或年紀老邁身體衰弱，或勞倦、或飲酒加之服食含有毒性藥物以致腎氣匱乏，胎氣虛怯，均可引致子代先天不足，導致出生時頭髮稀少甚至缺如，或出生之後頭髮生長不良。

臨床上，診斷為先天性禿髮的致病因素便可能是由上述之胎弱所致，也可能是由親代的遺傳基因異常造成。

5 後天失養

1. 七情內傷

經曰：「百病生於氣也，怒則氣上，喜則氣緩，悲則氣消，恐則氣下……驚則氣亂，勞則氣耗，思則氣結」（註十七）。又曰：「怵惕思慮則傷神，神傷則恐懼自失，破䐃脫肉，毛悴色夭，死於冬。脾，愁憂而不解則傷意，意傷則悗亂，四肢不舉，毛悴色夭，死於春。肝，悲哀動中則傷魂，魂傷則狂忘不精，不精則不正，當人陰縮而攣筋，兩肋骨不舉，毛悴色夭，死於秋。肺，喜樂無極則傷魄，傷魄則狂，狂者意不存人，皮革焦，毛悴色夭，死於夏。腎，盛怒而不止則傷志，志傷則喜忘其前言，腰脊不可以俯仰屈伸，毛悴色夭，死於季夏……是故五藏主藏精者也，不可傷，傷則失守而陰虛，陰虛則無氣，無氣則死矣」（註十八）。

七情內傷，五臟受損，正氣虧虛，氣滯血瘀，髮失濡養而脫落。

現代醫學研究表明，心情抑鬱或情緒激動均可引致人體產生大量活性氧，大量活性氧會對人體造成多方面的損害，活性氧使脂質過氧化導致動脈粥樣硬化，引致心臟病，腦中風，白頭髮和脫頭髮。

臨床上，部分斑禿患者，其致病誘因與精神因素有關；部分

從事腦力勞動的人頭髮早白早禿，其致病原因與思慮用腦過度息息相關。

2. 勞倦虧損

根據《黃帝內經》五勞所傷，久視傷血，心為五臟六腑之大主，主血，髮為血之餘，是故久視傷心傷血，令髮失濡養而變白脫落；久臥傷氣，肺主氣，主皮毛，氣為血帥，故久臥傷肺傷氣令皮毛乾枯，毛髮脫落；久坐傷肉，脾為後天之本，主四肢，主肌肉及統血，久坐傷肉傷脾，脾氣虧虛，生化乏源而令髮失濡養容易脫落；久立傷骨，腎為先天之本，主骨生髓，其華在髮，是故，久立傷骨傷腎令髮失濡養而枯槁脫落；久行傷筋，肝主筋，藏血，精血同源，肝腎乙癸，是故，久行傷筋傷肝腎，令精血虧耗，髮失濡養而脫落。明代醫家馬兆聖指出：「六極者，肺極則毛落；骨極則肉脫；肝極則筋緩；腎極則骨痿；脾極則皮枯；心極則血不榮」〔註十九〕由此可見，勞倦引致臟腑氣血虧虛，導致皮枯肉脫血不榮，髮失濡養而脫落。

現代醫學業已闡明，劇烈運動和過度疲勞均可使身體產生無氧代謝，產生自由基，從而對人體組織、器官造成損害，可能引致心臟病、腦中風、白頭髮和脫頭髮。

3. 飲食失節
❶ 肥甘厚味和暴飲暴食

經曰：「多食鹹，則脈凝泣而變色；多食苦，則皮槁而毛拔；多食辛，則筋急而爪枯；多食酸，則肉胝䐢而唇揭；多食甘，則骨痛而髮落，此五味之所傷也」〔註二十〕。

脾為後天之本，生化之源，大量進食肥甘厚味和暴飲暴食令脾氣受傷，脾之運化失常，影響生化之源，影響身體健康。

現代醫學業已表明，當大量進食肥甘厚味等高脂肪、高熱量食物時，進食熱量遠遠超過所需的熱量，多餘的除少數以肝醣原和肌醣原的形式儲存外，幾乎完全以三酸甘油酯為主的脂肪儲藏於全身脂庫中，這時，除引致肥胖和高脂血症外，皮脂腺分泌以三酸甘油酯為主的皮脂也明顯增多，大量皮脂溢出可引致脂溢性脫髮；肥胖和高脂血症則為冠狀動脈粥樣硬化性心臟病、腦中風、高血壓和糖尿病等多種危害人們健康疾病的危險因素。再者，暴飲暴食可引致機體產生大量自由基，自由基令脂質過氧化，對機體組織和器官造成損害，自由基可引致心臟病、腦中風、糖尿病、白頭髮和脫頭髮等病症。

❷ 偏食節食、營養不良

人體需要40多種營養素，缺一不可，這些營養素需從多方面的食物攝取，偏食容易導致某些營養素缺乏，節食容易導致營養素的量不足，因此，偏食節食會導致營養不良，影響機體正常新陳代謝，影響身體健康，頭髮也可能因某些營養缺乏而枯槁脫落。

根據現代醫學資料，食物中缺乏蛋白質、維生素 A、維生素 B_2、維生素 H、微量元素銅、鋅、鐵等均可引致病理性脫髮。

❸ 大量煙酒

大量吸煙耗傷肺氣，大量飲酒損害真元，兩者均可引致正氣真元虧損，臟腑氣血功能失常，從而影響頭髮的正常濡養，引致白頭髮和脫頭髮。

根據現代醫學，香煙所含的尼古丁和吸煙時產生的一氧化碳對人體有很大的毒性，除直接損傷肺臟之外，也使血液中毒。此外，大量吸煙會消耗人體大量維生素 C，維生素 C 是人體不可缺少的營養素，具有抗氧化，消除自由基，防病和延緩衰老的功效；由此可見，吸煙確實影響健康，令人早衰。大量飲酒除直接對胃部造成損害，影響胃腸道功能，影響營養素的正常吸收外，大量

酒精還可引致肝臟中毒，產生酒精性肝硬化。臨床上，因大量煙酒而誘發的危害身體健康的病症多不勝數，其中，部分患者併發白頭髮和脫頭髮。

④ 房勞

經曰：「醉以入房，以欲竭其精，以耗散其真，不知持滿，不時御神，務快其心，逆於生樂，起居無節，故半百而衰也。」[註二十一]

腎藏精，主骨生髓，其華在髮，腎氣衰，髮落齒枯。恣情縱慾，酒後入房，房事不節，耗損真陰，傷及元陽，腎精腎氣虧虛，引致骨髓枯竭，髮失濡養而枯槁脫落。

⑤ 藥物毒副作用或誤治

某些藥物，如抗癌藥具有相當的毒性，可引致脫髮；有些人求診於庸醫或途聽道說採納藥不對症的治療，甚至服食某些有毒副作用的藥物，以致臟腑氣血受損，影響健康，直接或間接引致脫髮。

6 有害理化因素

1. 輻射

根據現代醫學，大量射線會對人體造成傷害，影響健康，產生疾病，也可引致白頭髮和脫頭髮。

X光照射300R可引致短暫性脫髮，500R以上可引致永久性脫髮。

大量太陽紫外光直射人體，可令機體產生大量活性氧，大量活性氧除危害身體健康外，活性氧也可引致白頭髮和脫頭髮。

電磁波，放射性藥物，類放射性藥物均可能會對人體造成傷害，影響人體健康，引致白頭髮和脫頭髮。

2. 化療藥物

根據現代醫藥資料，幾乎所有抗細胞分裂和抗葉酸類抗癌藥均可能引致生長期頭髮出現病理性脫落現象。

3. 礦物質、重金屬中毒

根據現代醫學資料，鉛、砷、鉍、硒等礦物質、重金屬攝取過量均可引致人體中毒，均可能導致病理性脫髮。

4. 日常用品

有些人可能對某些日常用品，例如洗頭水、定型水、噴髮膠、染髮劑所含的某些化學成分敏感，因而在使用上述日用品之後出現病理性脫髮。

5. 環境污染

空氣污染、食物污染、水源污染、商業大廈排出的有害氣體、傢具雜物發放出來的有害物質、汽車排出的廢物、工廠排出的廢氣、二手煙、殺蟲水、防蟲劑、防腐劑、消毒劑、除草劑等等均可能影響人體健康，誘發多種疾病，引致白頭髮和脫頭髮。

7 病原菌感染

1. **頭癬**：頭部患黃癬，白癬或黑癬均可能對頭髮造成傷害，引致病理性脫髮。
2. **頭蝨**：頭蝨感染可以對頭髮造成傷害，引致病理性脫髮。
3. **化膿性感染**：頭部化膿性感染如葡萄球菌引致之毛囊炎、頭瘡、頭癰等均可能對頭皮、頭髮造成傷害，從而引致病理性脫髮。

④ **毛囊周圍炎**：由多種不同因素引起的毛囊周圍炎，也可能引致頭髮呈現病理性脫髮。

8 創傷、損傷

頭部創傷或頭髮受暴力牽引、拔除等均可引致頭髮脫落。

第二節 早禿早衰與心臟病

經曰：「人生十歲，五臟始定，血氣已通……六十歲，心氣始衰，苦憂悲，血氣懈惰，故好臥。七十歲，脾氣虛，皮膚枯。八十歲，肺氣衰，魄離，故言善誤。九十歲，腎氣焦，四臟經脈空虛。百歲，五臟皆虛，神氣皆去，形骸獨居而終矣。」〔註二十二〕

臟居於內，形見於外。人老了，近天年，五臟虧虛，呈現髮落齒枯，耳聾目矇，思維遲鈍，記憶力衰退，語言不清，步態不穩等衰老徵象。清代醫家沈金鰲指出：毛髮也者，所以為一身之儀表，而可驗盛衰於沖任二脈者也。沖任二脈為十二經之海，謂之血海，髮為血之餘。由此可見，脫髮白髮是老年人臟腑虧虛，精氣血衰敗，髮失濡養的臨床象徵，至於年輕人脫髮白髮，當代名醫江一葦教授在其1998年出版的著作中有如下精僻論述：「總之，如果正常的青年或壯年之人而見髮色枯黃，或提早斑白，或大量脫髮者，皆屬病態。吾人不應只視作影響觀瞻而無礙工作等閒任之。須知，長期脫髮或白髮，是提早衰老和生理機能障礙的象徵，勢必導致其他意料不及的種種疾病出現，後遺是不堪想象的。」〔註二十三〕

由此可見，老年人脫髮白髮是年邁體弱，臟腑氣血衰敗，髮失濡養的自然現象，年輕人脫髮白髮則可能屬未老先衰的病理表現。

清廷御醫於《清太醫院配方·古庵心腎丸》功用的批註中指出：「有患其無子者，有惡其白髮者。無子責乎腎，髮白責乎心。腎主精，精盛則孕成，精虧則乏嗣；心主血，血勝則髮黑，血衰則髮白。今也嗜欲無窮而虧其本然之真，憂慮勞煩而損其天然之性，心君火也，腎相火也，君火動相火從之，相火動，則心腎亂而不寧矣。是心腎二經有相須之道焉。名心腎丸，大能生精益血，降火寧神，治心腎之要藥也。不獨施於白髮無子，其驚悸、怔忡、遺精、盜汗、目暗、耳鳴、腰痛、足萎，五勞七傷，諸虛百損，無不治也」[註二十四]。

近二十多年來，現代醫學調查研究報告也指出禿頭男士較頭髮正常男士容易患心臟病，而且，禿頭越嚴重，心臟病的發病率越高。例如，美國哈佛大學醫學院和波士頓的Brigham and Wonen's Hospital，用了11年時間，研究二萬四千名40至84歲的男醫生，發現禿頭與冠心病(coronary heart disease)有明顯關係。他們發現，完全禿頭的男性，比沒有禿頭的多百分之三十六的機會患上心臟病、心絞痛或要做心臟手術；如果只有前面禿頭的男性，有心臟問題的機會，則比普通人多百分之九；輕微禿頭和中度禿頭的，則分別多百分之二十三及三十二的機會患心臟病[註二十五]。

中醫認為心為五臟六腑之大主，主血，髮為血之餘，血勝則髮榮，血衰則髮枯，青壯年人脫髮白髮是未老先衰之病理象徵，這點與現代醫學研究提示脫髮與心臟病息息相關──心臟病是中老年人的頭號殺手，是危害人們健康長壽的嚴重疾病可謂是同一意義的兩種表述。

目前，有關早禿和心臟病相關的確切發病機理尚未完全明瞭，但一般認為與先天之遺傳因素和後天的生活習慣有關。

人體髮膚，受諸父母，經曰：腎為先天之本，主骨生髓，其華在髮。如前所述，來自親代的先天之本──現代醫學稱為遺傳，

對於子代的形態結構，生理活動，生化代謝等等都有重要影響。

先天的遺傳因素，誘發早禿、早衰和心臟病的發病機理，一般認為，與雄激素（男性荷爾蒙）有關。

雄激素引致早禿的發病機理有二方面，其一是雄激素 5-α-二氫睾酮等直接對毛囊代謝的不良影響；其二是雄激素對脂代謝的影響，引致血管積聚脂肪和血栓形成，令供血給毛囊的毛細血管阻塞，導致頭髮缺乏正常和血液供應而脫落，雄激素影響脂代謝，也可能導致皮脂腺功能異常，皮脂溢出，誘發脂溢性脫髮。

雄激素引致冠心病的發病機理與雄激素影響脂肪代謝，令脂肪積聚於血管和血栓形成，從而引致動脈粥樣硬化有關。如所周知，如果供血給心臟的冠狀動脈粥樣硬化則形成冠心病；如果供血給大腦和腦幹的動脈發生粥樣硬化則可能引致中樞神經系統功能退化甚或腦卒中；如果供血給腎臟的動脈發生粥樣硬化則可能引致腎功能不全、尿毒症或腎性高血壓。

早禿的發病機理與雄激素的分泌和代謝息息相關，雄激素影響脂代謝可引致心、腦、腎等器官的動脈粥樣硬化，心、腦、腎為人體重要器官，重要器官的動脈粥樣硬化引致其功能衰退是人體衰老的重要標誌──心、腦、腎等重要器官功能衰退勢必嚴重影響生活質素和壽限。

由上可見，與先天遺傳因素有關的雄激素分泌和代謝失常既可引致早禿，也可誘發心、腦、腎人體重要器官功能損害，影響生活質素和壽限，造成未老先衰的現象。

根據現代醫學，後天各式各樣的有害因素如環境污染、電磁波、紫外光、X光、吸煙、飽餐、勞累、窘迫的居住環境，沉重的工作壓力和精神壓力，過度思慮以及驚恐等等均可使機體產生大量活性氧，大量活性氧可引致脂質過氧化，誘發動脈粥樣硬化和末梢血管功能失調；活性氧引致脂質過氧化也令細胞中脂褐素

蓄積性增加，導致細胞衰老、死亡；活性氧尚可抑制DNA（脫氧核糖核酸）修復酶和聚合酶的活性，使DNA的複製和修復過程產生差錯，引致細胞突變、惡化、衰老和死亡，也可引致遺傳基因變異，出現遺傳性疾病。

如上所述，後天的各種有害因素產生活性氧，活性氧令脂質過氧化引致動脈粥樣硬化和末梢血管功能失調，若供血給心臟的冠狀動脈發生動脈粥樣硬化則產生冠心病；若供血給大腦、腦幹的動脈發生動脈粥樣硬化則誘發腦功能衰退甚或腦卒中；若供血給腎臟的動脈發生動脈硬化則誘發腎功能衰退、尿毒症或腎性高血壓；若供血給頭髮毛囊的毛細血管閉塞，則可引致髮失濡養而變白或脫落。

根據筆者多年臨床所見，大多數脫髮患者，尤其是嚴重脫髮患者的容貌較其實際年齡衰老；而且，大多數來診者有或多或少的臨床症狀如自覺疲勞，精神不振，睡眠欠佳、體力下降、記憶力減退，腰膝酸痛無力，夜尿增多等現象，部分人有胸前區翳痛、心跳、氣短，個別人曾經西醫診斷為冠狀動脈粥樣硬化性心臟病，高脂血症，心肌勞損。

臟居於內，形見於外，如上所述，無論是先天稟賦，或是後天不良因素所致的脫髮患者，均可能呈現容貌衰老和心、肝、腎以及精、氣、血等虧虛的病理現象。

在此必須指出的是，脫髮白髮患者不僅容貌衰老、臟腑虧虛，其心態也呈現衰老現象，根據香港大學科學研究中心所做的一項調查，在接受訪問的420名年齡介乎25至54歲的香港脫髮男士，因脫髮令自己覺得自己年紀較大的佔77.4%，影響自信心的佔25%，情緒受到困擾的佔25.2% [註二十六]。凡此等等，這是醫者與患者需要共同關注的課題。

〔註一〕　詳見裘沛然主編《中醫歷代名方集成》，上海辭書出版社出版，1994年3月第1版第1次印刷第475頁。

〔註二〕　詳見裘沛然主編《中醫歷代名方集成》，上海辭書出版社出版，1994年3月第1版第1次印刷第52頁。

〔註三〕　詳見《黃帝內經‧素問‧六節臟象論篇第九》

〔註四〕　詳見《黃帝內經‧素問‧痿論篇第四十四》

〔註五〕　詳見張存悌、劉迪主編《歷代宮廷秘藏醫方全書》，遼寧科學技術出版社出版，1999年10月第1版第1次印刷第197頁。

〔註六〕　詳見《黃帝內經‧素問‧六節臟象論篇第九》

〔註七〕　詳見《黃帝內經‧素問‧六節臟象論篇第九》

〔註八〕　詳見周珉、汪悦、王旭、潘朝曦主編《中醫臨床經典‧內科卷》，上海中醫藥大學出版社出版，1997年12月第1版第1次印刷第1090頁摘引自明‧周慎齋《慎齋遺書》。

〔註九〕　詳見《黃帝內經‧素問‧玉機真臟論篇第九》

〔註十〕　詳見裘沛然主編《中醫歷代名方集成》，上海辭書出版社出版，1994年3月第1版第1次印刷第56頁。

〔註十一〕　詳見《黃帝內經‧素問‧六節臟象論篇第九》

〔註十二〕　詳見《黃帝內經‧素問‧玉機真臟論篇第十九》

〔註十三〕　詳見裘沛然主編《中醫歷代名方集成》，上海辭書出版社出版，1994年3月第1版第1次印刷第93頁。

〔註十四〕　詳見楊國亮、王俠生主編《現代皮膚病學》，上海醫科大學出版社出版，1998年5月第1版第2次印刷第758頁。

〔註十五〕　詳見陳達燦、禤國維主編《皮膚性病科專病中醫臨床診治》，人民衛生出版社出版，2001年3月第1版第2次印刷第336。

〔註十六〕　詳見《1/4脫髮港男憂患重重》，星島日報1999年7月12日港聞版A13。

〔註十七〕　詳見《黃帝內經‧素問‧舉痛論篇第三十九》。

〔註十八〕　詳見《黃帝內經‧靈樞‧本神第八》。

〔註十九〕　詳見周珉、汪悦、王旭、潘朝曦主編《中醫臨床經典‧內科卷》，上海中醫藥大學出版社出版，1997年12月第1版第1次印刷1094頁。

〔註二十〕　詳見《黃帝內經‧素問‧五臟生成篇第十》。

〔註二十一〕　詳見《黃帝內經‧素問‧上古天真論篇第一》。

〔註二十二〕　詳見《黃帝內經‧靈樞‧天年第五十四》。

〔註二十三〕　詳見江一葦著《醫食拾遺》，星島出版社出版，1998年10月初版第158頁。

〔註二十四〕　詳見張存悌、劉迪主編《歷代宮廷秘藏醫方全書》，遼寧科學技術出版社出版，1999年10月第1版第1次印刷第197頁。

〔註二十五〕　詳見《禿頭男士患心臟病機會大三成》，香港經濟日報2000年1月25日國際拾趣A18版。

〔註二十六〕　詳見《1/4脫髮港男憂患重重》，星島日報1999年7月12日港聞版A13。

第三章 脫髮的類型

第一節 油風

　　油風又名**鬼舔頭**，俗稱**鬼剃頭**；鬼舔頭病名最早見於隋代醫家巢元方的《諸病源侯論》，巢氏指出：鬼舔頭在於頭，有偏虛處，則髮禿落，肌肉枯死，或如錢大，或如指大，髮不生，也不癢，故謂之鬼舔頭。

　　油風病名由明代醫家陳實功提出並沿用至今，陳氏於《外科正宗》中指出油風乃血虛不能隨氣榮養肌膚，故毛髮根空，脫落成片，皮膚光亮，癢如蟲行，此皆風熱乘虛攻注而然，治當神應養真丹服之，外以海艾湯燻洗並效。

　　當今，中醫界一般認為，油風相當於現代醫學的**斑禿**，但著名中醫學專家朱仁康教授卻認為，油風之症，亦包括脂溢性脫髮在內。

　　茲將油風的臨床辨證分型概述如下：

1 氣血兩虛型

　　常見於素體虛弱，或久病或急性重病之後氣血兩虛引致髮失濡養出現急性或亞急性成片頭髮脫落者。

　　臨床表現神疲、乏力、面色皓白、頭暈眼花、心悸氣短，怕冷畏寒，懶言少動，舌質淡，舌體胖，舌苔少，色白，脈細弱。

2 血瘀毛竅型

　　常見於先天稟賦不足，或七情內傷。或病邪侵犯人體以致氣

滯血瘀，或久病傷絡，血路受阻，新血不能濡養毛髮，毛髮根空，毛髮呈現急性、亞急性、或反覆發作性成片脫落。

臨床表現可見頭痛、面色晦黯，舌質黯，舌邊或舌體有瘀點或瘀斑，脈澀滯，皮膚或有瘀點、瘀斑。

3 肝腎虧損型

常見於先天稟賦不足或久病、或急性溫熱病邪侵犯人體，耗傷肝腎精血，導致髮失濡養而呈急性、亞急性或慢性成片頭髮脫落。

臨床常伴脅痛、腰痠背痛、面色灰黯、形體消瘦、舌質紅、舌苔少、脈沉弦。

4 肺氣陰兩虛型

常見於先天不足，或煙酒無度、或病邪犯肺耗氣傷陰致皮聚髮枯、毛髮呈急性、亞急性或慢性成片脫落。

臨床表現形體消瘦、顴紅、潮熱盜汗、喘咳氣短、痰或帶血絲，精神萎靡、舌質淡紅、舌苔薄白、脈細數乏力。

5 心脾兩虛型

常見於久病虛弱、或思慮過度、或虛勞房勞、或飲食不節引致脾胃虧虛、心血耗傷、髮失濡養、毛髮根空、頭髮呈急性、亞急性、或慢性成片頭髮脫落。

臨床表現神疲、體倦、面色萎黃無華、心悸、怔忡、頭暈、健忘、睡眠不寧、納呆腹脹、舌質淡、舌苔白、脈細弱。

6 血熱生風型

常見於先天稟賦臟腑失和，陰陽失調，血分有熱，或平素嗜食辛熱、肥膩、煎炸食物，或過量進補溫熱藥、或邪熱入侵犯血生風，營衛受阻、毛竅受損、髮失濡養，毛髮呈急性或亞急性成片脫落。

臨床表現有頭部灼熱感或頭癢。或伴皮脂溢出、心煩易怒、急躁不安、舌質紅、舌苔薄黃或黃厚膩，脈洪、浮、數。

7 濁溢肌膚型

常見於素體內有痰飲，或嗜食肥甘厚味引致濕濁外溢肌膚，瘀阻毛竅，毛髮根空，毛髮呈急性、亞急性或慢性成片脫落。

臨床表現形體肥胖而怠倦、精神不振、頭油脂、面油脂、胸背部油脂分泌增多、痰多白色，舌暗紅，舌苔厚膩，脈滑。

第二節 髮蛀脫髮

髮蛀脫髮又名**蛀髮癬**。髮蛀脫髮和蛀髮癬病名均為當代已故中醫皮膚科專家趙炳南教授提出並為中醫皮膚科學界認同；髮蛀脫髮是指脫髮病程呈慢性和漸進性，初起脫髮多數伴有不同程度的皮脂溢出或頭皮屑多，或頭癢等症狀的脫髮病例。

髮蛀脫髮相當於現代醫學的**脂溢性脫髮**和**伴有皮脂溢出的早禿**。臨床辨證可分為如下六類型：

1 濕熱熏蒸型

症見頭髮纖細稀疏脫落，頭皮油膩，或伴有頭垢，或有頭皮屑及頭癢，青年脫髮者常伴面油脂分泌旺盛和暗瘡，情緒易激動，煩躁不安、舌質紅、舌苔厚膩、苔色黃或淡黃，脈弦滑。

2 血熱風燥型

症見頭髮乾焦萎黃，稀疏容易脫落，頭皮烘熱，可伴白屑或頭癢，口乾咽燥，便結尿黃，舌質紅絳，舌苔色黃，脈數、弦、滑。

3 肝腎不足型

臨床見於先天稟賦不足或勞傷肝腎，精血兩虛，髮失濡養，頭頂大片頭髮日漸枯萎脫落，脫髮區頭髮漸漸幼小和稀少，時日漸久，脫髮情況也日益嚴重，若不採取有效治療，病程將呈慢性進行性，直至最後，頭頂大片頭髮全脫光，頭皮變薄而光亮，部分患者有頭皮油脂溢出和頭癢，精神萎靡，疲倦乏力，記憶力下降，腰膝痠軟，夜睡多夢，夜尿頻多，夢遺早泄，舌質淡紅，舌苔少，脈沉細弱。

4 心脾兩虛型

臨床見於先天稟賦不足或後天失養，勞傷心脾，脾氣虧虛，心血暗耗，髮失濡養，毛髮根空，毛髮鬆動容易脫落，常伴心悸多夢，頭暈健忘，面色萎黃，食少倦怠，腹脹便溏，氣短神怯，舌質淡，舌苔薄白，脈細弱。

5 心腎不交型

臨床見於先天稟賦不足，心腎精血俱虛，或久病傷陰，或房事不節，或思慮過度引致心陰暗耗，心陽獨亢，心火不下交於腎；又因腎精虧虛，相火妄動，腎水不能上濟心火，引致心腎不交，生理失常，髮失濡養，毛髮根空。毛髮枯槁、變白和容易脫落，常伴五心煩熱，頭暈耳鳴，腰膝痠軟，夜夢遺精，陽萎早泄。舌質淡紅，舌苔少，脈細數。

6 五內虧虛型

臨床見於先天稟賦不足，五內虧虛，精氣血不足，或後天七情內傷，或虛勞房勞，或病後五內虧損，精氣血暗耗致髮失濡養而變白和脫落，五內虧虛可出現心虛、肝虛、脾虛、腎虛、肺虛以及精氣血不足諸症，但各臟器病損程度有輕重之分，因此臨床症狀和體徵隨各臟器病損程度而有異，辨證要點在於有五內虧損和精氣血不足引致髮失濡養而變白脫落便可下診斷。

第三節 現代醫學的脫髮臨床分型

現代醫學大體上將脫髮分為十一大類型，茲分述如下：

1 斑禿（包括全禿和普禿）

斑禿是一種局限性斑片狀脫髮，驟然發生，病變處頭皮正常，無炎症，無自覺症狀。若整個頭部頭髮全部脫落稱為全禿；若全

身毛髮均脫落稱為普禿。斑禿的病因尚不太明瞭，但一般認為可能與精神因素、遺傳、過敏、自身免疫等因素有關，也可能繼發於某些疾病如甲狀腺病之後的併發症。

2 脂溢性脫髮

脂溢性脫髮通常發生於頭皮多油發癢或合併頭皮屑過多的年輕人，同時有脂溢性皮炎的其他症狀，病程呈慢性，以頭頂部及兩側前額的頭髮容易脫落，頭髮枯萎容易脫落，頭髮日益幼小和稀少，大多數病例有遺傳傾向，致病原因尚不完全明瞭，但可能為多因素性，其中雄激素水平增高導致皮脂分泌增多為原因之一。

3 早禿

早禿又名尋常禿髮、家族性禿髮、男子型禿髮、雄激素源性禿髮。早禿是指成人在老年前頭髮逐步脫落，從前髮緣後退，或頭頂部頭髮稀薄直至頭頂部頭髮全部脫落呈禿頂狀態。病情的發展呈慢性進行性，男性多見，女性也可發病，但女性僅見頭髮稀少，不會禿頂。

目前認為，早禿的病因與雄激素 5-2-二氫睾酮的作用及生活習慣有關。

4 先天性禿髮

先天性禿髮是發育性缺陷所引起的頭髮完全缺如或稀疏。全身性毛髮缺如大多為顯性遺傳，臨床罕見。

5 內分泌引起的瀰漫性禿髮

許多內分泌綜合症可發生瀰漫性禿髮，常見的有如下四種：

1 **垂體功能減退**：垂體功能減退性侏儒症常伴全身無毛髮；青春期後發生的垂體功能減退如席漢氏綜合症，除頭髮稀少外，陰毛和腋毛全脫光。

2 **甲狀腺功能低下**：甲狀腺功能低下常伴瀰漫性脫髮。

3 **甲狀腺功能亢進**：約40%至50%甲狀腺功能亢進的病人有瀰漫性禿髮。

4 **糖尿病**：未很好控制的糖尿病患者可能發生瀰漫性脫髮。

6 營養性脫髮

1 **蛋白質缺乏**：蛋白質缺乏可引致毛髮生長不良和容易脫落。

2 **微量元素缺乏**：微量元素鐵、鋅、銅等缺乏均可發生脫髮。

3 **維生素缺乏**：缺乏維生素A、維生素B_2、維生素H均可發生脫髮。

7 中毒性脫髮

1. 化學因素引致的中毒性脫髮

1 肝素和肝素樣藥物可引致瀰漫性脫髮，一般為休止期脫髮。

2 口服避孕藥可能引致瀰漫性脫髮，多屬休止期脫髮。

3 砷、鉛、鉍、硒等重金屬礦物質中毒均可引致脫髮，且可能屬生長期脫髮。

4 抗代謝藥如葉酸桔抗劑白血寧和甲氨蝶呤等均可引致脫髮，且屬生長期脫髮。

5 抗細胞分裂藥可引致脫髮，且屬生長期脫髮。

6 放射藥物和類放射藥物均可能引致生長期脫髮。

7 維生素A中毒可引致脫髮。

8 工業上用的不飽和脂溶性物質可引致脫髮。

9 染髮劑、噴髮膠、定型水、洗頭水所含的一些化合物質，可能使某些敏感的人誘發脫髮。

2. 物理因素引致的中毒性脫髮

1 X光照射300R可引致暫時性脫髮，500R以上可引致永久性脫髮，且屬生長期脫髮。

2 紫外光、電磁波均可引致脫髮。

8 損傷性脫髮

拔除頭髮、牽引頭髮、摩擦頭髮或外傷均可引致損傷性脫髮。

9 感染性脫髮

1 頭癬如黑癬、黃癬、白癬等均可引致感染性脫髮。

2 頭部化膿性感染如頭癰、頭瘡、毛囊炎等均可引致脫髮。

3 頭虱感染可引致脫髮。

4 愛滋病及梅毒感染均可能引致脫髮。

5 肺結核患者可發生脫髮。

6 腸傷寒患者高熱後常伴脫髮。

10 繼發於某些疾病的脫髮

1 盤狀紅斑狼瘡和系統性紅斑狼瘡病人均可伴發脫髮。

2 腎功能不全、尿毒症患者可能伴發脫髮。

11 假性斑禿

假性斑禿又稱**萎縮性禿髮**，病因未明，多見於中年男性，特點為脫髮區頭皮萎縮、凹陷，頭皮表面光滑發亮，毛囊完全消失而不能再生新髮。

第四章 脫髮的診治原則

臨床診治脫髮病症有如下八方面原則：

1 四診合參

診治脫髮病症必須遵從中醫診治皮膚病和內科雜症的原則，首先做到望、聞、問、切四診合參，將所有有用的臨床資料搜集齊全，務求做到病無循情。

2 辨證論治

對於四診收集到的全部資料，一方面根據中醫皮膚科的診症方法，認真觀察和分析局部的症狀和體癥；另一方面，遵照中醫內科診治雜病採用的臟腑辨證、氣血辨證、八綱辨證等方面，系統全面論證病情，明確病因、病機和病理，然後擬訂治療大法，也即中醫的辨證論治。

3 治病求本

治療脫髮病症，必須針對脫髮病症的本質——即病因、病機和病理進行治療；例如因氣虛氣滯伴血虛血瘀引起的脫髮，便應採用補氣行氣，補血活血兼祛瘀的方藥來治療；又如因肝腎不足且兼脾虛引起的脫髮，便應採用補肝腎和健脾胃的方藥來治療。這種針對病因、病機和病理進行治療的方法，即為中醫治療學所稱的治病求本。

4 標本兼治

治療脫髮病症，宜採用內外結合，標本同治的治療方法，一方面內服治本，固本培元，調和臟腑，平衡陰陽，滋養氣血，扶正祛邪以根治病因；另一方面，結合脫髮病症局部病症突出的特點，根據中醫治療學提出的外治之理，即內治之理；外治之藥，即內治之藥；所異者法矣的醫理，直接於頭部外用給藥，從而達致內服治本，輔以外用，內外結合，標本同治的目的。

5 扶正祛邪和祛邪扶正

脫髮病症的發生和發展過程和其他所有病症一樣，都是「正」與「邪」鬥爭的過程。正，即正氣，即為臟腑組織的功能活動，抗病能力和機體生命活動的物質基礎——如陰精、陽氣、津、血等等。經曰：正氣存內，邪不可干；邪之所奏，其氣必虛。因此，治療脫髮病症，必須正確運用扶助正氣的方藥以達致臟腑功能正常，氣血健旺和陰陽平衡，也即正氣存內和陰平陽秘。

邪，即為邪氣，即為引致脫髮病症的病因；治療脫髮病症，也必須正確運用祛邪的方藥，達致邪去體自安的治療目的。清末名醫王清任訂立的治療血瘀毛竅脫髮實症之通竅活血湯便是典型的祛邪扶正代表方。

6 調和臟腑氣血

脫髮病症的病因，大多與臟腑氣血的病症有關，由於人體是以臟腑的功能活動為中心，而臟腑功能活動的失調，大多通過氣血失調而反應出來。因此，治療脫髮病症便應針對病因，調理相

關臟腑和氣血。在這裏，還必須指出的是，人體是一個有機的整體。因此，在治療脫髮病症時還必須充分認識臟與臟，臟與腑，氣與血，以及臟腑與氣血之間在生理上的相互聯繫，在病理上的相互影響等因素，凡此等等，於組方遣藥時均須全面加以考慮。

7 調整陰陽平衡

陰陽為八綱辨證之總綱。經曰：謹察陰陽所在而調之，以平為期；又曰：陰平陽秘，精神乃治。因此，調整陰陽，補偏救弊，恢復陰陽平衡，達致機體陰平陽秘實為治療脫髮病症的一項根本原則。

8 及早防治

無病早防，有病早醫是中醫治療脫髮病症的第八項原則。經曰：聖人不治已病治未病，不治已亂治未亂。這點對於有早禿傾向的年輕人尤為重要；因為，及早防治，多數可以防止脫髮病症的發生或減輕脫髮的嚴重性，而對於已發生脫髮病症的人，早期治療多數療效較好；而尚若脫髮病症遷延已久，脫髮情況嚴重，脫髮區頭皮已變薄及光亮，顯示毛囊已萎縮被玻璃樣結締組織所代替，表皮下毛細血管層消失等嚴重組織病理變化，治療效果大多欠佳。因此，無論是醫者或患者，均應明白芨早防治的意義。

第五章 脫髮白髮之辨證論治對症下藥

第一節 血熱邪毒侵膚脫髮證治

1 病因和臨床見證

本病病因可為先天稟賦，素體血分有熱，日常又嗜食肥甘厚味，炙煿煎炸辛熱食品，以致濕熱鬱積，熱毒外溢肌膚，侵犯毛囊髮根，新血不能養髮，致毛髮早白脫落；或春溫、風溫等外感熱毒之邪侵犯人體，血分熱毒熾盛泛發肌膚毛竅，新血不能養髮，髮失濡養，毛髮根空而脫落。

臨床見證頭髮除可呈現早白和慢性、進行性脫落外，也可呈現急性成片頭髮脫落，甚至全身毛髮——包括頭髮、眉毛、睫毛、鬍鬚、腋毛、陰毛以及體表毳毛全部脫落（普禿），常伴身熱煩躁、口渴喜冷飲，面紅、耳赤、唇乾、舌燥，可伴頭皮油脂分泌增多、頭癢、頭皮屑多和生頭瘡，面油脂分泌增多及生暗瘡；舌質紅，舌苔薄黃或厚膩黃苔，脈洪速或滑速。

2 治療原則

清熱解毒、涼血散瘀，除濕濁利肌膚以祛邪，養陰扶正，固本培元以養髮生髮。

3 治療方藥

主方 犀角地黃湯合二至丸 [註一]

【方劑來源】

犀角地黃湯源自唐‧《備急千金要方》。

二至丸源自明‧《普濟方》。

【方劑組成】

犀角地黃湯由犀角8分，生地黃6錢，芍藥（本方以赤芍入藥）3錢，丹皮2錢組成。

二至丸由女貞子、旱蓮草等量組成，女貞子為末，旱蓮草熬膏，和而為丸，每服3錢，臨臥溫開水送服，每日一次。

【藥理作用】

1. 犀田角 [註二]

犀角為犀科動物犀牛的鼻角，主產非洲、印度、泰國、蘇門答臘和爪哇等地。可分為印度犀 *Rhinoceros unicornis* L.、爪哇犀 *R.soudaicus* Desmarest、蘇門犀 *R.sumatrensis* civier、黑犀 *R.bieornis* L. 及白犀 *R.simus* cottoni 等。

根據中醫藥學，犀角性味苦、酸、鹹、寒；歸心、肝、胃諸經；功效清熱涼血，解毒定驚；《神農本草經》記載：「主百毒蟲蛀，邪鬼，瘴氣，殺鉤吻、鴆羽、蛇毒，除邪，不迷惑魘寢。」常用量三至八分，大劑量二至三錢；血虛、氣虛及虛寒者忌用，孕婦慎服。

根據現代藥理研究，犀角含角蛋白、其他蛋白、肽類、游離

氨基酸、胍衍生物、甾醇類等物質，主要藥理作用有如下五方面：

❶ 強心作用

犀角煎劑、醇浸劑對於正常或受水合氯醛抑制之蟾蜍心或兔心均有強心作用，但劑量過大時，則出現中毒現象[註三]。

❷ 對血壓的作用

犀角製劑靜脈注射麻醉犬和家兔，其血壓大多數先略升高，再下降，然後持續升高，可維持20-30分鐘；對蟾蜍下肢血管灌注，顯示短暫收縮然後擴張[註四]。

❸ 對血液系統作用

犀角注射液按1ml/kg體重給健康家兔靜脈注射，1小時後白血球總數急劇下降，持續約3-5小時後，急劇升高，且維持時間較長，24小時後平均較給藥前上升1-5倍，以中性白血球增加最為顯著；同時凝血時間縮短，血小板數增加（同上註四第352頁）。

❹ 鎮驚作用

犀角製劑按3g/kg體重，給小鼠連續3天灌胃，對戊四氮和咖啡因的潛伏期和動物生存時間，動物反應率和死亡率也有下降；同時可延長戊巴比妥鈉組動物的睡眠時間，說明犀角有一定的鎮驚作用（同上註四第352頁）。

❺ 其他作用

犀角以生理鹽水浸煮後，對大腸桿菌發熱之家兔，靜脈注射可使體溫降至正常，對離體兔腸及子宮有興奮作用，對兔眼有輕度擴瞳作用（同上註四第352頁）。

2. 生地黃

生地黃為玄參科植物地黃 *Rehmania glutionosa* Libosch 的乾燥塊根，又稱乾地黃。

根據中醫藥學，生地黃性味甘、苦、寒；歸心、肝、腎三經；

功效清熱生津，涼血止血。《神農本草經》將乾地黃列為上品，記載：「主折跌絕筋傷中，逐血痹，填骨髓，長肌肉，作湯除寒熱，積聚，除痹，生者尤良。久服輕身不老。」常用量三至四錢，大劑量八錢；脾胃虛寒者忌服。

根據現代藥理研究，地黃含梓醇，二氫梓醇、單密力特甙、地黃甙、胡蘿蔔甙、水蘇糖、葡萄糖、果糖、半乳糖、氨基酸、肉桂酸、亞油酸、β-穀甾醇和微量元素銅、鋅、鐵、錳、鉻等物質。地黃的藥理作用，主要有如下五方面：

❶ 補血作用

動物實驗顯示，地黃有顯著提高失血動物紅血球和血紅蛋白的作用，對造血幹細胞也有一定的增殖、分化作用，一般認為，地黃的補血作用與造血幹細胞促進血細胞的產生有關[註五]。

❷ 對心血管系統的作用

實驗顯示，地黃提取物具有強心，增加冠狀動脈血流量和減慢心率的作用[註六]。

❸ 保護肝臟的作用

地黃具有防止肝糖原減少和保護肝臟的作用（同上註六第796頁）。

❹ 抗放射作用

實驗顯示，地黃具有抗放射作用（同上註五第535頁）。

❺ 延緩衰老作用

動物實驗顯示，地黃可增強實驗動物血中谷胱甘肽過氧化酶（GSHPX）活性，抑制脂質過氧化作用，並能增強細胞免疫功能，從而具有延緩衰老的作用（同上註五第533頁）。

3. 芍藥

芍藥為毛茛科植物芍藥 *Paconia tactitlorepall.* 的乾燥根，分為白芍和赤芍兩種，本方多以赤芍入藥。

根據中醫藥學，赤芍性味苦、寒；歸肝經；功效清熱涼血，散瘀止痛；《神農本草經》記載：「主邪氣腹痛，除血痹，破堅積，寒熱、癥瘕，止痛，利小便，益氣」。常用量2至3錢；脾胃虛寒泄瀉腹痛及血虛者忌用。

根據現代藥理研究，赤芍含芍藥甙、苯甲酸，鞣酸，樹脂，揮發油，β-穀甾醇，胡蘿蔔甾醇等物質，其藥理作用主要有如下五方面：

❶ 抗血小板聚集和抗血栓形成的作用

動物實驗顯示，赤芍精具有抗血小板聚集和抗高血脂、高膽固醇引起的促血栓形成的作用〔註七〕。

❷ 對心血管的作用

動物實驗顯示，赤芍具有直接擴張實驗動物冠狀動脈，增加冠狀動脈血流量和保護心臟的作用（同上註七第1007至1008頁）。

❸ 保護肝臟的作用

動物實驗顯示，赤芍具有保護實驗動物對抗有害物質對肝臟的損害作用（同上註七第1008至1009頁）。

❹ 鎮靜和提高對缺氧的耐力

芍藥甙對中樞神經系統有鎮靜作用，動物實驗顯示，赤芍能提高實驗動物對缺氧的耐受力（同上註七第1014頁）。

❺ 抗平滑肌痙攣的作用

赤芍甙具有對抗乙酰膽鹼引起胃腸道平滑肌痙攣和對子宮平滑肌有抑制作用（同上註七第1015頁）。

4. 丹皮

丹皮為毛茛科植物牡丹 *Paeonia sutfruticosa* Andr 的乾燥根皮，又稱牡丹皮。

根據中醫藥學，丹皮性味辛、苦、微寒；歸心、肝、腎三經；

功效清熱涼血，活血祛瘀；《神農本草經》記載：「主寒熱，中風，瘀瘲，驚癇邪氣，除癥堅瘀血留舍腸胃，安五臟，療癰瘡。」常用量2錢至3錢；脾胃虛寒泄瀉者慎用。

根據現代藥理研究，丹皮含芍藥貳、氧化芍藥貳、苯甲醯芍藥貳、牡丹酚貳、牡丹酚原貳、牡丹酚、沒食子醯葡萄糖貳、揮發油、苯甲酸、植物甾醇，蔗糖、葡萄糖、阿拉伯糖和磷脂等成分。主要的藥理作用有如下八方面：

❶ 對心血管系統的作用

動物實驗顯示，牡皮能增加冠狀動脈血流量，減少心輸出量，降低左室作功，降低心肌耗氧量，對正常和鈣反常的心肌細胞均具有抗氧化作用和具有保護缺血心肌的作用；牡丹酚具有抗動脈粥樣硬化的作用；牡丹皮煎劑有降壓作用[註八]。

❷ 對中樞神經系統的作用

動物實驗顯示，丹皮酚具有鎮靜、催眠、鎮痛和退熱作用（同上註八第1042至1043頁）。

❸ 抗炎作用

特丹酚能降低血管通透性，消除實驗動物因右旋糖酐、醋酸、角叉菜膠等引起的足跖浮腫，抑制5-羥色胺引起實驗動物皮膚毛細血管通透性增強；丹皮通過非特異性抗炎機制，抑制血清補體活性，增強其抗炎效應，對 I、II、IV 型變態反應具有抑制作用（同上註八第1043頁）。

❹ 抗菌作用

體外試驗顯示，丹皮煎劑對枯草桿菌、大腸桿菌、傷寒桿菌、副傷寒桿菌、變形桿菌、綠膿桿菌、葡萄球菌、溶血性鏈球菌、肺炎球菌、霍亂弧菌等均有抗菌作用（同上註八第1043頁）。

❺ 抗凝作用

實驗顯示，丹皮有抗血栓形成的作用，其作用機理為丹皮酚、

苯甲醯芍藥甙和苯甲醯氧化芍藥甙抑制血小板凝聚；苯甲酸芍藥甙有阻斷纖維蛋白溶酶原活化及抗纖維蛋白溶酶的作用；氧化芍藥甙、苯甲醯芍藥甙、苯甲醯氧化芍藥甙對紅血球膜有較強的穩定作用，從而抑制血栓形成（同上註八第 1043 至 1044 頁）。

❻ 增強免疫功能

　　動物實驗顯示，牡丹皮對實驗動物的體液免疫和細胞免疫均有增強作用（同上註八第 1044 頁）。

❼ 對脂代謝的影響

　　丹皮及其所含丹皮酚，芍藥甙對腎上腺所致的脂細胞的脂肪分解有抑制作用；丹皮水提物能增加脂細胞中葡萄糖生成脂肪，而且明顯增加胰島素所致的葡萄糖生成脂肪（同註八第 1044 頁）。

❽ 抗癌作用

　　動物實驗顯示，丹皮甲醇提取物體內對小鼠艾氏腹水癌細胞、子宮頸癌細胞均有抑制作用（同上註八第 1044 頁）。

5. 女貞子

　　女貞子為木樨科植物女貞 *Ligustrum lucidum* Ait. 的乾燥成熟果實。

　　根據中醫藥學，女貞子性味甘、苦、平；歸肝、腎二經；功效補肝腎，強腰膝，烏髮，明目；《神農本草經》記載：「主補中，安五臟，養精神，除百病，久服肥健，輕身不老。」常用量 2 錢至 3 錢；脾胃虛寒泄瀉及陽虛者忌服。

　　根據現代藥理研究，女貞子含齊墩果酸，熊果酸，乙醯齊墩果酸，女貞子甙、洋橄欖苦甙，樺木醇、4-羥基-β-苯乙基-β-D 葡萄糖，甘露醇、葡萄糖、油酸、亞油酸、亞麻酸、棕櫚酸和硬脂酸等成分。女貞子的藥理作用，主要有如下十方面：

❶ 降血脂，預防動脈硬化的作用

動物實驗顯示，女貞子具有降低血清三酸甘油酯和膽固醇濃度的作用，並對實驗性形成的主動脈脂質斑塊有消退作用，特別是對冠狀動脈粥樣硬化斑塊更有明顯的消退作用。臨床上，女貞子製劑治療高脂血症療效滿意，降低血清總膽固醇有效率為70.6%，降低 β - 脂蛋白的有效率為91.6%。一般認為，女貞子降低血脂和預動脈粥樣硬化的有效成分為亞油酸[註九]。

❷ **強心，利尿和保護肝臟的作用**

　　女貞子中的齊墩果酸具有強心、利尿和保護肝臟的作用。臨床上可改善高血壓患者的頭暈目眩，改善冠心病患者的胸悶、心前區疼痛和心電圖變化；齊墩果酸對實驗性肝損害有保護作用，能明顯減輕受試動物的肝細胞變性和壞死。臨床上，治療急性黃疸型肝炎有降低SGPT活性和改善肝功能的作用（同上註九第509頁）。

❸ **對內分泌系統的影響**

　　女貞子經放射免疫測定，含雄激素樣物質睾丸酮428.31pg/g，雌激素樣物質雌二醇139.02pg/g；由此可見，女貞子具有雌、雄雙向調節作用[註十]。

❹ **降血糖作用**

　　動物實驗顯示，女貞子煎劑有降血糖作用，對四氧密啶引起的受試動物糖尿病有預防和治療作用，並可對抗腎上腺或葡萄糖引起的血糖升高（同上註九第509頁）。

❺ **增強免疫功能**

　　女貞子具有升高外圍白血球數目，提高T淋巴細胞功能和增強體液免疫功能的作用；一般認為，女貞子增強免疫功能的有效成分可能為齊墩果酸和女貞子多糖（同上註十第430頁）。

❻ **對造血系統的作用**

　　動物實驗顯示，女貞子具有促進紅血球系統的造血功能（同上註十第432頁）。

❼ 抗炎和抑制變態反應的作用

動物實驗顯示，女貞子對二甲苯、乙酸、對角叉菜膠、蛋白、甲醛等引致實驗動物炎症反應有明顯的抑制作用；女貞子對 I、III、IV型變態反應有明顯的抑制作用（同上註九第509頁）。

❽ 抑菌作用

女貞子對金黃色葡萄球菌、福氏痢疾桿菌、傷寒桿菌和大腸桿菌均有抑制作用（同上註九第510頁）。

❾ 對染色體的保護作用

動物實驗顯示，女貞子對環磷酰胺及烏拉坦引致實驗動物染色體損傷有保護作用，能降低其微核率（同上註十第432頁）。

❿ 對抗HPD光氧作用

動物實驗顯示，女貞子能夠明顯減輕HPD對實驗動物皮膚光敏反應，即具有對抗HPD的光氧作用（同上註九第509頁）。

6. 旱蓮草

旱蓮草為菊科植物鱧腸*Eclipta prostrata* L.的全草。

根據中醫藥學，旱蓮草性味甘、酸、寒；歸肝、腎二經；功效補肝腎，涼血止血，烏鬚髮；常用量2錢至3錢；腎氣虛寒，脾胃虛寒，大便溏泄者不宜。

根據現代藥理研究，旱蓮草含菸鹼，皂甙、鞣質、苦味質、揮發油、維生素A、黃酮、旱蓮草素、蟛蜞菊內酯和多種噻吩類化合物質，具有如下七方面的藥理作用：

❶ 對心血管系統的作用

動物實驗顯示，旱蓮草具有增加受試動物冠狀動脈血流量，並使心電圖T波改變得到改善的作用。臨床上，旱蓮草用於治療冠心病心絞痛有較好的緩解作用，且約半數心電圖有改善，同時使血壓降至正常[註十一]。

❷ 提高免疫功能

旱蓮草製劑能夠激活 T 淋巴細胞功能，提高淋巴細胞轉化率；用於臨床，有升高外周白血球的作用〔註十二〕。

❸ 抗癌作用

旱蓮草製劑對食管癌109細胞有中等程度的殺傷作用（同上註十二第576頁）。

❹ 止血作用

動物實驗顯示，旱蓮草藥粉敷於受試動物出血處並稍加按有良好的止血效果；旱蓮草水提液有顯著的止血作用（同上註十一第1807頁）。

❺ 對中樞神經系統的作用

動物實驗顯示，旱蓮草對受試動物有鎮靜和鎮痛作用。臨床上，旱蓮草治療頭痛和背痛也有顯者療效（同上註十一第1807至1808頁）。

❻ 通便作用

旱蓮草具有通大便作用，可使便秘消失（同上註十一第1808頁）。

❼ 抗菌作用

旱蓮草對金黃色葡萄球菌有較強的抑制作用，對綠膿桿菌，弗氏痢疾桿菌、傷寒桿菌也有抑制作用（同上註十二第576頁）。

【功效和方解】

犀角地黃湯功效清熱解毒，涼血散瘀；

二至丸功效益陰精，補肝腎，烏鬚髮。

方中犀角鹹寒，清熱、涼血、解毒為主藥；生地黃滋陰涼血，使陰精回復，輔助主藥犀角清解血分熱毒；赤芍藥苦寒，清熱、涼血、散瘀祛除熱邪毒邪；牡丹皮清熱涼血，活血祛瘀；赤芍藥、

牡丹皮兩藥合用，共同助犀角、地黃以治血中之熱，又起活血祛瘀，使瘀血得去，新血後生；女貞子甘平，補肝腎，強腰膝，烏鬚明目養精神；旱蓮草甘、酸、寒，補肝腎，涼血止血，烏鬚髮；女貞子、旱蓮草兩藥合用，成為具補肝腎，益陰精，烏鬚髮之古方二至丸；諸藥合用，共奏清熱解毒，涼血散瘀，兼補肝腎、益陰精，養髮烏髮之功效。

【主治】

血熱邪毒侵膚之脫髮症。

【禁忌症】

陽虛及脾胃虛寒者均不宜。

【隨症加治】

1. 若**血熱傷肺咳嗽咯黃痰者**酌加黃芩、蒲公英、全瓜蔞、貝母、桔梗等以清熱化痰止咳；
2. 若**痰中帶血或衄血者**酌加茅根、側柏葉等以涼血止血；
3. 若見**大便出血者**酌加槐花米、白頭翁、地榆等以治便血；
4. 若見**熱毒甚、熱勢高者**酌加大青葉、大黃、紫草、玄參、丹參等以清熱解毒；
5. 若**熱性病日久傷陰耗氣者**酌加人參、麥冬、五味子等以生津益氣、養陰通脈；
6. **伴頭皮油脂分泌多及頭癢者**酌加側柏葉、地膚子、蛇床子等以祛濕濁止頭癢；
7. 若見**小便出血者**酌加白茅根、小薊等以治小便出血。

4 醫案選錄

例　一： 林××，女性，11歲，1993年5月20日初診。

代　訴： 成片頭髮脱落7天（病史由其母親代述）。

現病史： 其母代訴患童於半個多月前開始發熱，2至3天後皮
膚出疹，繼呈膿疱並潰爛，發熱漸退後卻於7天前出
現成片頭髮脱落現象。曾看中、西醫治療，脱髮情
況未被控制，現全頭共有5處全脱髮區，大的面積約
4×6厘米，小的面積約2×2厘米來診（詳見圖1治療
前照片）。

既往史： 無特殊

家族史： 無特殊

檢　查： 全頭共有5處全脱髮區，大的約4×6厘米，小的約
2×2厘米，輕度用力梳摸頭髮3次見7根頭髮脱落，
其中5根為粗黑頭髮，2根為幼小頭髮；脱落頭髮毛
乳頭萎縮，頭、面、頸等處皮膚可見泛發性紅色皮疹，
有些有膿性分泌物，有些已潰破及開始結痂，唇較乾
紅，舌質紅，舌苔乾、淡黃，脈浮，略滑數。

圖1　熱毒侵膚脱髮女童治療前後照片

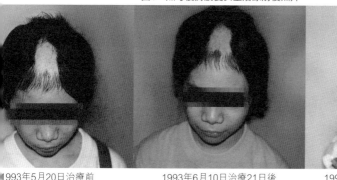
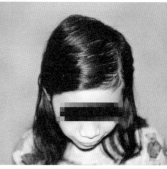

1993年5月20日治療前　　　　1993年6月10日治療21日後　　　　1995年3月1日治療1年10個月後

臨床診斷： 1. 熱毒侵膚脫髮；

2. 熱性病致傷陰耗氣（氣陰兩虧）。

治療原則： 清熱解毒、涼血散瘀以祛邪，養陰生津益氣以扶正，令邪去正安，髮得濡養，諸症自癒。

治療方藥及醫囑： 1. 每日上、下午於半空腹時以溫開水送服由犀角地黃湯，二至丸合生脈散等配製而成的藥丸1錢4分，給予10天藥量；

2. 外擦由犀角地黃湯合玉屏風散，生脈散、黃連、當歸、川芎、側柏葉等配製而成的生髮精，給予10天藥量；

3. 提供如下食療方供參考。

（1）田雞粥

材料： 田雞12兩、香梗米5兩、生薑、花生油和精鹽各適量。

製法： 1. 田雞去頭、皮、爪和內臟，洗淨，切塊備用。

2. 生薑洗淨，切絲備用。

3. 香梗米洗淨，放砂鍋中，加適量清水，煮成粥。

4. 燒熱鍋，放適量花生油後再放入生薑絲炒香，繼而放入田雞並將田雞煮熟，再加適量精鹽調味。

5. 將煮熟的田雞和粥混和即成。

（2）杞子海參瘦肉湯

材料： 杞子1兩、乾海參1兩5錢、瘦豬肉4兩、雞湯4碗、生薑絲和精鹽各適量。

製法： 1. 海參洗淨後放盆內以清水泡浸，勤換清水每天4次，泡3天後海參發脹，再以溫水洗淨，切片，備用。

2. 枸杞子洗淨，瘦豬肉去筋膜和脂肪，洗淨，切片備用。

3. 雞湯、海參、薑絲放鍋內，生火煮至水開5分鐘後，

放入瘦肉片和適量精鹽，再煮至海參、瘦肉片全部熟透，熄火，去除浮於上面的泡沫、油脂和雜質，便可裝碗上桌。

服用方法： 飲湯，吃海參、瘦肉和枸杞子。

（3）桑椹子膏

　　材料： 新鮮成熟桑椹子2斤、蜂蜜1斤。

　　製法： 1. 將桑椹子去除雜質洗淨，放砂鍋內，加適量清水中以文火煎熬，連煎3次，共取3次煎液。

　　　　　　 2. 將3次獲取的桑椹子煎液合併一起，先以武火，繼以文火濃縮，至黏稠如膏時，加入蜂蜜煮沸，熄火，待冷後裝瓶。

　　服用方法： 每日1-2次，每次1匙，溫開水送服。

　　囑其遵醫囑服用藥物外，飲食宜清淡、富營養和容易消化，避免吃煎炸、肥膩和刺激性食品，蝦、蟹、牛肉、羊肉也暫時避忌。

　治療效果： 1993年6月1日二診，其母代訴經治療後脫髮已明顯減少，現每天洗頭、梳頭等脫髮共約50根，脫髮區沒有增多，也沒有擴大；已沒有發熱，皮疹色變淡，膿液乾涸，潰破膿疱部分已結痂及開始脫落，精神好，食慾佳，二便均正常。

　臨床檢查： 全頭5處脫髮區沒有擴大，皮膚皮疹顏色變淡，潰破膿疱部分已結痂及開始脫落，輕度用力梳摸頭髮3次見1根衰老頭髮脫落，脫落頭髮毛乳頭萎縮，面色紅潤，舌質淡紅，舌苔薄白，脈鞣和有力，每分鐘90次。治療已明顯見效，治則同前，再給予上述內服和外用藥各10天藥量，囑其繼續遵醫囑治療。

1993年6月10日三診，其母代訴患童5處脫髮區已全部開始長出頭髮（詳見第63頁圖1治療後照片），洗頭、梳頭等脫髮每天已減少至約30根，皮膚皮疹已全部消退，膿疱絕大多數已結痂及脫落，體溫正常沒有發熱，身體健康無不適，飲食、睡眠、二便均正常。

臨床檢查： 全頭5處脫髮區已全部開始長出幼髮，輕度用力梳摸頭髮3次未見頭髮脫落，頭部、面部皮疹已消退，膿疱已結痂及絕大多數已脫落；面色紅潤，舌淡紅，舌苔薄白，脈一息四次，和緩有力。

臨床療效判斷： 顯效。

（附註：1995年3月1日林童經治療1年10個月後覆診，脫髮區頭髮已正常，詳見第63頁圖1照片。）

例　二： 郭××，男性，25歲，1999年7月10日初診。

主　訴： 暗瘡10年，脫髮白髮3年，脫髮加重2個月。

現病史： 自訴自青春發育期之後（約10年前），頭皮油脂、面

圖2　血熱邪毒侵膚暗瘡脫髮男士治療前後照片

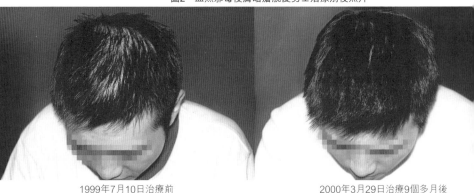

1999年7月10日治療前　　　　　　　　2000年3月29日治療9個多月後

部油脂和胸背部油脂均很多，經常頭生頭瘡、面生暗瘡和胸背生小瘡癤；口舌經常生瘡，精神緊張，情緒波動，夜睡不寧，經常頭痛和發作性心跳；大便秘結，小便黃赤；近3年來頭髮乾枯容易脫落及出現白髮，每天脫髮約100根，脫的多，生的少，頭髮日漸稀少；2個月前在一次劇烈頭痛之後脫髮加重，現頭頂大片頭髮脫落稀少呈半禿狀態來診（詳見第66頁圖2治療前照片）。

既往史： 除上述病史外，無特殊。

家族史： 有家族性脫髮、白髮現象。

檢　查： 頭髮枯槁伴少許白髮，頭頂頭髮明顯幼細、稀少呈半禿狀態，輕度用力梳摸頭髮3次見4根頭髮脫落，其中2根為衰老頭髮，2根為中幼髮，脫落頭髮毛乳頭萎縮，頭皮油脂分泌多，有散在小頭瘡，面部油脂多，有暗瘡，唇色鮮紅，舌苔薄黃，舌質紅，舌體乾，口腔有多處潰瘍，胸、背、頸油脂分泌多，有散在小瘡癤，脈浮數，略滑。

臨床診斷： 血熱邪毒侵膚之暗瘡脫髮白髮。

治療原則： 清熱解毒，涼血散瘀，固本培元，扶正祛邪以養髮生髮。

治療方藥及醫囑： 1. 每日上、下午半空腹溫開水送服由犀角地黃湯合二至丸和生脈散等配製而成的藥丸2錢；

2. 外擦由犀角地黃湯合玉屏風散、生脈散加黃連、側柏葉、當歸、川芎等配製而成的生髮精；

3. 提供如下食療方供參考。

（1）塘虱魚黑豆湯

　　材料： 塘虱魚12兩、黑豆4兩、生薑3錢、陳皮1錢5分、精鹽或生抽等調味料適量（以清淡為宜）。

製法： 1. 塘虱魚去鰓及內臟，洗乾淨，黑豆洗淨，生薑洗淨切片，陳皮洗淨。

2. 將黑豆置燉砵中，加清水4碗，中文火蒸燉2個半小時，加入塘虱魚、生薑、陳皮武火蒸燉10分鐘，再以中火蒸燉30分鐘，加精鹽或生抽等調味料，再中火蒸燉2分鐘，去除浮於上面的泡沫和油脂後，便可裝碗上桌。

服用方法： 飲湯一碗，塘虱魚肉及黑豆依情況適量吃用，吃塘虱魚肉時可蘸些米醋或黑醋以增添風味，幫助消化，增進食慾。

（2）田雞粥

材料： 田雞12兩、香梗米5兩、生薑、花生油和精鹽各適量。

製法： 1. 田雞去頭、皮、爪和內臟，洗淨，切塊備用。

2. 生薑洗淨，切絲備用。

3. 香梗米洗淨，放砂鍋中，加適量清水，煮成粥。

4. 燒熱鍋，放適量花生油後再放入生薑絲炒香，繼而放入田雞並將田雞煮熟，再加適量精鹽調味。

5. 將煮熟的田雞和粥混和即成田雞粥。

服用方法： 作正餐或作點心食用。

（3）二地茶

材料： 熟地黃5兩、生地黃5兩。

製法： 1. 熟地黃切成絲狀；生地黃搗碎，備用。

2. 將熟地黃和生地黃和勻。

服用方法： 每日1次，每次5錢，加適量清水，煮沸5分鐘便成為二地茶，代茶飲。

囑其遵醫囑服用藥物外，飲食宜清淡，戒煙酒，少吃肥甘厚味、煎炸、辛熱刺激性食品，盡量減少精神壓力，適量運動如慢步跑或游水等，以鍛鍊身體，增強體質。

治療效果： 郭先生經治療後，脫髮漸漸減少，頭髮生長情況漸漸改善，頭油脂、面油脂、胸背油脂分泌漸漸恢復正常，頭瘡、暗瘡和胸背部的小瘡癤漸漸消減，精神顯著改善，頭痛、心跳症狀消失，口舌也不再生瘡，飲食、睡眠、二便均正常，唇色漸漸變為紅潤，舌色淡紅，舌苔薄白，脈緩。治療1個半月後，血熱邪毒已明顯消減；治療改為每日上午半空腹服十八子培元丸2錢（詳見本章第八節即第191頁），下午仍繼續服犀角地黃湯合二至丸、生脈散等配製而成的藥丸2錢，外用藥繼續用上述生髮精。

2000年3月29日，郭先生經治療9個多月後覆診，全頭頭髮生長情況正常（詳見第66頁圖2治療後照片），白髮顯著減少，自訴脫髮很少，頭油脂、面油脂分泌正常，沒有新生頭瘡、暗瘡和胸背小瘡癤，口舌也沒有再生瘡，飲食、睡眠、二便均正常，身體健康無不適。

臨床檢查無異常。

臨床療效判斷： 痊癒。

5 小議

1. **金代醫家張從正於《儒門事親》中指出：**年少髮早白落，此血熱太過也。世俗止知髮者血之餘，血衰故耳。豈知血熱而髮反不茂！肝者，木也，火多水少，木反不榮；火至於頂，炎上之甚也。熱病汗出，髮多脫落，豈有寒耶？

　　上述二醫案，從臨床辨證分析，其病因病機，確如張師所指的血熱和熱病引致脫髮的典型病例。

　　例一之11歲女童，其脫髮病因病機為邪熱侵犯機體，正、邪相搏，引致血熱邪毒外溢肌膚侵犯毛囊髮根，毛竅瘀阻；新血不能養髮，髮失濡養，毛髮根空而呈病理性成片頭髮脫落。

　　例二之25歲青年，先天稟賦，素體血分有熱；日常飲食，又多肥甘厚味、辛熱煎炸食品，以致濕濁鬱積，適值青春期，氣血方剛，陽盛更甚，以致積聚之濕濁邪熱外溢肌膚，阻塞毛竅，除產生黑頭暗瘡外，也因新血不能養髮，髮失濡養而變白和脫落。

2. **經曰：**「病有新久，方有大小，有毒無毒，固宜常制矣。大毒治病，十去其六；常毒治病，十去其七；小毒治病，十去其八；無毒治病，十去其九；穀肉果菜，食養盡之，無使過之，傷其正也。不盡，行復如法。」

　　犀角地黃湯功效清熱解毒，涼血散瘀，為治血熱病症良方。上述二醫案，誠為犀角地黃湯之適應症，在此值得一提的是，根據筆者多年臨床所見，無論像例一因熱病而引發之脫髮，或像例二因先天稟賦，素體血熱引發之脫髮，均有熱盛而氣陰兩虛之病徵。因此，臨床治療除用犀角地黃湯以清熱解毒，涼血散瘀之外，宜加用補肝腎，益陰精，烏鬚髮之二至丸和生津益氣，養陰通脈之生脈散以扶正，達致扶正祛邪，邪祛

正安之功效；治療脫髮，同時還須注意起居、作息和飲食，提供適宜食療方。

〔註一〕　本醫早年以犀角地黃湯治療血熱暗瘡脫髮，唯長期臨床辨證所見，幾乎所有血熱脫髮患者均伴或輕或重之肝腎陰虛病症而加用二至丸治療，近年已擬定治療血熱脫髮以犀角地黃湯合二至丸為主方。

〔註二〕　犀角為受保護動物犀牛的鼻角，根據香港法例，用犀角入藥治病屬違法。為免抵觸法例，臨床可改用羚羊角、水牛角或其他具有清熱涼血，解毒定驚的中藥代替。

〔註三〕　詳見「全國中草藥匯編」編寫組編《全國中草藥匯編》下冊，人民衛生出版社出版，1983年3月第1版第2次印刷第612頁。

〔註四〕　詳見翁維良、房書亭主編《臨床中藥學》，河南科學技術出版社出版，2001年1月第1版第2次印刷第352頁。

〔註五〕　詳見陳可冀、李春生主編《新編抗衰老中藥學》，人民衛生出版社出版，1998年4月第1版第1次印刷第535頁。

〔註六〕　詳見黃泰康主編《常見中藥成分與藥理手冊》，中國醫藥科技出版社出版，1994年4月第1版第1次印刷第796頁。

〔註七〕　詳見黃泰康主編《常見中藥成分與藥理手冊》，中國醫藥科技出版社出版，1994年4月第1版第1次印刷第1003至1005頁。

〔註八〕　詳見黃泰康主編《常見中藥成分與藥理手冊》，中國醫藥科技出版社出版，1994年4月第1版第1次印刷第1042頁。

〔註九〕　詳見陳可冀、李春生主編《新編抗衰老中藥學》，人民衛生出版社出版，1998年4月第1版第1次印刷第508頁。

〔註十〕　詳見黃泰康主編《常見中藥成分與藥理手冊》，中國醫藥科技出版社出版，1994年4月第1版第1次印刷第431頁。

〔註十一〕詳見黃泰康主編《常見中藥成分與藥理手冊》，中國醫藥科技出版社出版，1994年4月第1版第1次印刷第1807至1808頁。

〔註十二〕詳見陳可冀、李春生主編《新編抗衰老中藥學》，人民衛生出版社出版，1998年4月第1版第1次印刷第576頁。

血瘀毛竅脫髮證治

1 病因和臨床見證

　　本證病因可由親代稟賦傳予子代，也可因情志鬱結，七情內傷引致氣滯血瘀，循行肌膚毛竅之血脈澀滯，新血不能養髮致毛髮根空而脫落，也可因肆食肥甘厚味或煙酒無度致血脈凝泣，毛竅瘀阻，新血不能養髮而脫落。

　　臨床見證可分二種，一為頭髮呈急驟成片脫落，嚴重者全頭頭髮以至眉毛、睫毛、鬍鬚、腋毛、陰毛、全身體表毳毛均脫落（普禿）；另一為脫髮呈慢性進行性，頭頂頭髮漸漸脫落、稀少、幼小直至呈地中海，可伴多夢、煩熱、健忘、失眠、皮膚乾燥而色深，面色青紫或紫紅，舌質黯有瘀點或瘀斑，脈澀滯，大便正常或秘結，部分患者可伴胸翳心痹、婦女或伴月事異常等病徵。

2 治療原則

　　活血通脈祛瘀，疏通毛竅髮根令新血得以濡養毛髮。

3 治療方藥

主方 **通竅活血湯**

【方劑來源】

　　通竅活血湯源自清《醫林改錯》。

【方劑組成】

通竅活血湯由赤芍1錢，川芎1錢，桃仁2錢，紅花3錢，生薑3錢，老葱3根，大棗7枚，麝香5厘[註一]八味藥組成。

【藥理作用】

1. 赤芍

赤芍的藥理作用已於本章第一節論述，本處從略。

2. 川芎

川芎為傘形科植物川芎 *Ligusticum chuanxiong* Hort. 的乾燥根莖。

根據中醫藥學，川芎性味辛、溫；歸肝、膽、心包三經；功效活血行氣、祛風止痛，為血藥中之氣藥；《神農本草經》列為上品，記載：「主中風入腦、頭痛、寒痺筋攣、緩急、金創、婦人血閉無子。」常用量8分至1錢5分；體虛氣弱，陰虛火動者忌用。

根據現代藥理研究，川芎含川芎嗪、阿魏酸、川芎酚、川芎內酯、藁本內酯、芎竅酸、葉酸、維生素A、維生素E、穀甾醇等成分。主要的藥理作用有如下八方面：

❶ **對心血管系統的作用**

川芎煎劑能擴張冠狀動脈、增加冠狀動脈血流量，改善心肌供血，降低心肌耗氧；川芎嗪有擴張肺血管，增加心輸出量、抑制缺氧性肺血管收縮，降低肺動脈壓；川芎總生物鹼有增加冠脈流量、降低血管阻力以及具有對抗垂體後葉素引起的急性心肌缺氧缺血作用[註二]。

❷ **對血小皮和血液流變學的作用**

川芎嗪具有抗血小板凝集和對已聚集的血小板有解聚作用；川芎嗪具有提高紅血球和血小板表面電荷，降低血液黏度，改善血液流變的作用[註三]。

❸ 對中樞神經系統的作用

　　川芎揮發油少量對大腦的活動具抑制作用，而對延腦呼吸中樞、血管運動中樞及脊髓反射中樞有興奮作用；大劑量則可使延腦各中樞麻痺，血壓下降、呼吸困難、共濟失調（同上註三第415頁）。

❹ 對腦缺氧的保護作用

　　川芎嗪可通過抗氧自由基，抗脂質過氧化反應和保護抗氧化酶活性等途徑而在腦缺血時保護腦組織；川芎擴張微動脈，降低腦血管阻力，從而增加腦血流量（同上註二第477頁）。

❺ 抗氧化和抗溶血作用

　　川芎中的阿魏酸鈉可減少H_2O_2及O_2引起脂質過氧化反應，有抗OH及丙二醛（MDA）溶血作用，阿魏酸鈉還可明顯降低補體溶血，抑制補體與紅血球膜的結合（同上註三第418頁）。

❻ 抗放射作用

　　動物實驗提示，川芎煎劑對動物放射病有一定療效，表明對放射性有保護作用（同上註三第418頁）。

❼ 利尿作用

　　川芎嗪能顯著增加腎血流量，並且有一定的利尿作用（同上註二第477頁）。

❽ 對免疫功能的影響

　　川芎嗪可使血液淋巴細胞比率升高，脾臟抗體形成細胞增多，肺臟肺泡巨噬細胞吞噬功能增強，對血液白血球移動抑制因子，中性白血球吞噬功能，肺臟T淋巴細胞比率亦有促進趨勢（同上註二第477頁）。

3. 桃仁

　　桃仁為薔薇科植物桃*Prunus persica* (L) Bastch 或山桃*Prunus davidiana* (carr) Franch.的乾燥成熟種子。

根據中醫藥學，桃仁性味甘、苦、平；歸心、肝、大腸三經；功效活血袪瘀，除痰潤燥，滑腸通便；《神農本草經》記載：「主瘀血、血閉、瘕、邪氣、殺小蟲」常用量1錢5分至3錢，一般量不超過4錢；孕婦慎用，無瘀滯者禁用。

根據現代藥理研究，桃仁含苦杏仁甙，揮發油、脂肪油，苦杏仁酶，蛋白質和維生素 B_1 等物質，具有如下五方面的藥理方面：

❶ **活血袪瘀作用**

動物實驗提示，桃仁對受試動物的血管壁有直接擴張作用，能降低血管阻力，增加血流量，抑制血液凝固和溶血，以及對肝臟表面微循環有一定改善作用[註四]。

❷ **抗炎作用**

動物實驗提示，桃仁有抑制急性炎症反應的作用（同上註四第1492頁）。

❸ **抗過敏作用**

動物實驗提示，桃仁水提物能抑制實驗動物血清中的皮膚過敏抗體和脾溶血性細胞的產生（同上註四第1492頁）。

❹ **鎮咳作用**

桃仁所含的苦杏仁甙有鎮咳作用（同上註四第1492頁）。

❺ **驅蟲作用**

桃仁中的脂肪油（扁桃油）對蟯蟲的驅蟲效果為80.8％，對蛔蟲為70％（同上註四第1492頁）。

〔注意〕桃仁含有微量劇毒的氰甙，有報道一例成人元宵按當地風俗吃炒桃仁數拾粒，結果中毒致死，並認為是桃仁所含成分分解的氫氰酸麻痺延髓呼吸中樞所致[註五]。因此，內服桃仁時應加以注意，不宜過量。

4. 紅花

紅花為鳶尾科植物番紅花 Crocus sativus L. 的乾燥柱頭。

根據中醫藥學，紅花性味辛、溫；歸心、肝二經；功效破瘀生新，活血止痛，消腫通經；常用量6分至1錢5分；孕婦慎用，無血瘀者忌用。

根據現代藥理研究，紅花含有胡蘿蔔素化合物（內含番紅花甙、番紅花二甲酯，α、β-胡蘿蔔素、番紅花酸、玉米黃素、番紅花苦甙），揮發油（內含番紅花醛、桉腦、蒎烯）、維生素B_2、葡萄糖、氨基酸和皂甙等物質，具有如下七方面的藥理作用：

❶ **對心血管系統的作用**

小劑量紅花對心臟有興奮作用，大劑量則為抑制作用；紅花具有增加冠狀動脈血流量和心肌營養性血流量的作用，對缺血心肌有明顯的保護作用[註六]。

❷ **抗血凝和降膽固醇的作用**

紅花黃色素有抗血小板聚集和對已聚集的血小板有明顯的解聚作用，可明顯延長血漿復鈣時間、凝血酶原時間和凝血時間；紅花油有降血脂作用（同上註六第911至912頁）。

❸ **抗疲勞和增加對缺氧的耐受性**

動物實驗提示，紅花對受試動物具有增加耐力，抗疲勞和增加對缺氧的耐受性，以及降低在缺氧情況下死亡率等作用（同上註六第912至913頁）。

❹ **對子宮的作用**

紅花具有興奮子宮的作用（同上註六第913頁）。

❺ **對中樞神經系統的作用**

紅花黃色素具有鎮靜、鎮痛和抗驚厥作用；紅花可使支循環擴張，增加腦缺血區的流量，減輕腦水腫，降低腦卒中（中風）和死亡率的作用（同上註六第912至913頁）。

❻ 抗炎作用

動物實驗提示，紅花具有抑制實驗動物毛細血管通透性增加，抑制腫脹，抑制肉芽腫形成等抗炎作用（同上註六第913頁）。

❼ 調節免疫功能的作用

動物實驗提示，紅花多糖對實驗動物的免疫功能具有調節作用（同上註六第913至914頁）。

5. 生薑

生薑為薑科植物薑 *Zingiber officinde* ROSC. 的新鮮根莖。

根據中醫藥學，生薑性味辛、微溫；歸脾、胃、肺三經；功效止嘔和胃，化飲祛痰，發表散寒，解毒除臭;《神農本草經》記載：「久服去臭氣，通神明。」常用量5分至1錢5分；陰虛內熱咳嗽，表虛汗出，因熱失血者忌用。

根據現代藥理研究，生薑含生薑醇、薑烯、水芹烯、莰烯、檸檬醛、芳樟醇、甲基庚烯酮、壬醛、α-龍腦、薑烯醛、薑酮、薑萜酮、生薑酚、天門冬氨酸、穀氨酸、絲氨酸、甘氨酸、蘇氨酸、精氨酸、γ-氨基丁酸、纈氨酸、苯丙氨酸、天冬酰胺、谷酰胺、乙-果膠酸、鹽酸鹽、樹脂狀物質和澱粉等成分，具有如下九方面的藥理作用：

❶ 對自由基的清除作用

生薑對超氧自由基（O_2^-）及羥自由基（·OH）有清除作用，其作用機理可能與薑酚、薑酮、薑烯含酚羥基結構有關，一般認為，含酚羥基化合物多具還原性，能作為自由基清除劑[註七]。

❷ 對消化系統的作用

動物實驗提示，薑烯具有保護實驗動物胃黏膜的作用，其作用機理可能為薑烯刺激胃黏膜合成和釋放具有細胞保護作用的內源性PG；臨床上，生薑為治療鹽酸-乙醇性潰瘍的有效藥物；生

薑還具有止嘔、促進胃液分泌，改善胃腸功能，促進吸收，增強生物利用度等多方面的作用〔註八〕。

❸ **保護肝臟和利膽的作用**

動物實驗提示，生薑精油具有顯著減輕實驗動物肝臟受損害的作用；6-薑酚可使膽汁分泌顯著增加，具有利膽的作用（同上註七第311頁）。

❹ **降血脂和對心血管系統的作用**

動物實驗提示，薑黃揮發油和薑黃素對實驗性高脂血症動物的血漿總膽固醇、β-脂蛋白和三酸甘油酯都有顯著的降低作用；生薑可使血壓升高，其醇提取物對血管運動中樞和呼吸中樞有興奮作用，對心臟也有直接興奮作用，還能使血管擴張，促進血液循環（同上註八第188頁）。

❺ **鎮靜、鎮痛和抗驚厥作用**

動物實驗提示，生薑精油對實驗動物具有抑制自發活動和鎮痛、鎮靜以及抗驚厥作用（同上註七第332頁）。

❻ **抗血小板凝集的作用**

動物實驗提示，6-薑醇對血小板凝集具有明顯的抑制作用（同上註八第192至193頁）。

❼ **抗炎作用**

生薑精油能顯著抑制毛細血管通透性增加；6-薑醇不僅對炎症有效，而且對變態反應也可能有效（同上註八第193頁）。

❽ **抗菌和抗原蟲作用**

生薑水浸出劑對傷寒桿菌，霍亂弧菌，黃色癬菌及陰道滴蟲均有不同程度的抑制作用；生薑有防止血吸蟲卵孵化和對血吸蟲有一定的殺滅作用（同上註八第193頁）。

❾ **其他作用**

薑醇可使神經原釋放出P物質，生長抑素，腸促酶肽和血管

活性腸肽等物質（同上註八第193至194頁）。

6. 老葱

葱為百合科葱屬植物葱 *Allium fistulosum* L. 以鱗莖或全草入藥。

根據中醫藥學，葱性味辛、溫；功效發汗解表，通陽利尿；《神農本草經》記載：「主傷寒，寒熱，出汗，中風，面目腫。」常用量3分至1錢5分。不宜與蜂蜜同用。

根據現代藥理研究，葱含甲基蒜氨酸、丙基氨酸、揮發油（含二硫化物、多硫化物）、黏液質，S-烯丙基硫基－半胱氨酸、S-甲基硫基－半胱氨酸等物質，具有如下四方面的藥理作用：

❶ 抗菌消炎作用

葱的含硫化合物對志賀氏痢疾桿菌、許蘭氏毛菌、奧杜益氏小孢子菌、金黃色葡萄球菌、皮膚真菌有抑制作用，對陰道滴蟲有殺滅作用[註九]。

❷ 驅蟲作用

葱含硫化合物有輕度局部刺激、緩下、驅蟲作用，對治療蟯蟲、蛔蟲有一定作用（同上註九第224頁）。

❸ 發汗解熱作用

葱能興奮汗腺發汗而解熱（同上註九第224頁）。

❹ 健胃作用

葱的黏液質能保護胃黏膜和促進消化液分泌的作用（同上註九第224頁）。

7. 大棗

大棗為鼠李科植物棗 *Ziziphus jujuba* mill. 的乾燥成熟果實。

根據中醫藥學，大棗性味甘、溫；歸脾、胃經；功效補中益氣，養血安神；《神農本草經》列為上品，記載：「主心腹邪氣、

安中養脾，助十二經。平胃氣，通九竅，補少氣、少津液、身中不足，大驚、四肢重。和百藥。久服輕身延年。」常用量5至10枚；中滿嘔吐、痰熱、心下痞者忌用。

根據現代藥理研究，大棗含皂甙、生物鹼、黃酮類、多種氨基酸、水溶性糖類、CAMP、抗壞血酸、維生素P、維生素A、維生素B_2和礦物元素磷、鉀、鈣、鎂、鐵、錳、鋁等物質，具有如下六方面的藥理作用：

❶ 增加白血球內CAMP的作用

大棗中有很多CAMP（3.5-磷酸腺甙）活性物質，因而推測大棗有增加白血球內CAMP作用[註十]。

❷ 增加體重和增強肌力的作用

動物實驗提示，大棗能使實驗動物體重顯著增加，游泳時間顯著延長，表明大棗有增強肌力作用（同上註十第429頁）。

❸ 保護肝臟作用

用四氯化碳損傷肝臟的家兔，每日餵給大棗煎劑共一周，結果血清總蛋白和白蛋白較對照組明顯增加，這表明大棗有保護肝臟作用（同上註十第429頁）。

❹ 對中樞神經系統的作用

大棗提取物黃酮-雙-葡萄糖甙A，藥理實驗證明有鎮靜、催眠和降壓作用（同上註十第429頁）。

❺ 抗變態反應

大棗對特異反應性疾病能抑制抗體的產生，具有免疫抑制劑硫唑嘌呤同樣的作用，對5-羥色胺和組織胺有拮抗作用，並也有抗變態反應的作用（同上註十第429頁）。

❻ 抗腫瘤作用

大棗具有抑制癌細胞增殖的作用（同上註十第429頁）。

8. 麝香

麝香為麝科動物林麝*Moschus berezovskii* Flerov、馬麝*Moschus sifanicus* Prze Walski 或者原麝*Moschus moschiferus* Linaeus 成熟雄性香囊中的乾燥分泌物。

根據中醫藥學，麝香性味辛、溫；歸心、脾二經；功效開竅醒神、活血通經、清腫、散瘀、止痛；《神農本草經》列為上品；常用量3厘至5厘；陰虛勞羸及孕婦禁忌。

根據現代藥理研究，麝香含麝香酮、甾體激素雄素酮、5β雄素酮、脂肪、樹脂、蛋白質和無機鹽類等物質，具有如下九方面的藥理作用：

❶ **對中樞神經系統的作用**

麝香小劑量興奮中樞，大劑量抑制；麝香具有增強中樞神經系統的耐缺氧能力，動物實驗提示，麝香能延長實驗動物在常壓缺氧情況下的生存時間；麝香有促進雪旺細胞分裂和生長作用，提示其具有神經膠質成熟因子樣的作用〔註十一〕。

❷ **抗炎作用**

麝香具有抗血小板凝集、抑制毛細血管通透性增加和抑制白血球游出等作用，據報道，其作用可能為氫化可的松的6倍以上（同上註十一第1867頁）。

❸ **對心血管系統的作用**

天然麝香具有使心臟收縮振幅加大，收縮力加強，心輸出量增加和增加冠狀動脈血流量的作用，對血壓的影響則因動物而異，貓血壓升高，狗血壓下降或不變（同上註十一第1870頁）。

❹ **對腎上線β受體有增強作用**

麝香對外周血管中的腎上腺β受體有增強作用，能增強異丙基腎上腺素（ISOP）、腎上腺素（Ad）對乳頭肌和氣管平滑肌或血管的舒張作用（同上註十一第1870頁）。

⑤ 抗早孕作用

天然麝香對子宮有明顯的興奮作用，天然麝香和麝香酮均有明顯抗早孕、抗着床的作用（同上註十一第 1877 頁）。

⑥ 雄激素樣作用

麝香能增加前列腺和精囊腺的重量，具有雄激素樣的作用（同上註十一第 1872 頁）。

⑦ 增強免疫功能

麝香具有增強體液免疫功能和細胞免疫功能的作用（同上註十一第 1872 頁）。

⑧ 抗腫瘤作用

麝香具有一定抑制腫瘤細胞的作用（同上註十一第 1873 頁）。

⑨ 其他方面的作用

麝香體外能抑制豬霍乳弧菌、大腸桿菌和金黃色葡萄球菌的生長；麝香能提高腎上腺素 C、CAMP、PGE、PGF2 α 的含量，並有抑制血小板聚集、抗蛇毒、抗組織胺等作用（同上註十一第 1873 頁）。

【功效和方解】

通竅活血湯功效活血袪瘀，通脈通竅。方中麝香芳香通竅、活血通經為君，配合桃仁、川芎、紅花袪瘀活血，薑葱通陽，薑棗和中補氣，赤芍涼血散瘀，諸藥合用，共奏活血袪瘀，疏通血脈毛竅之功效。

【主治】

通竅活血湯主治脫髮實證——毛竅瘀阻脫髮證，也即為創立本方之清代醫家王清任所指出的：「皮裏肉外血瘀，阻塞血路，新血不能養髮，故髮脫落。」之脫髮病症。

【禁忌症】

孕婦禁忌、外感內熱勿服。

【隨症加減】

① 伴**氣虛者**酌加人參、黃芪、白朮等以補中益氣；

② 伴**血虛者**酌加製何首烏、雞血藤、阿膠等以滋補陰血；

③ 伴**陽虛者**酌加鹿茸、肉桂、冬蟲夏草等以滋補腎陽；

④ 伴**陰虛者**酌加女貞子、枸杞子、五味子、沙苑子等以滋陰；

⑤ 伴**胸翳心痺者**酌加紅丹參、三七、人參、麥冬、五味子等以養心除痺；

⑥ 伴**肝氣鬱結者**酌加佛手、柴胡、白芍、枳殼等以舒肝解鬱；

⑦ 伴**月經失調者**酌加當歸、益母草等以調理月經；

⑧ 伴**皮膚瘙癢者**酌加地膚子、蛇床子、防風等以祛風止癢。

4 醫案選錄

例　一： 何女士，40歲，2006年5月23日初診。

主　訴： 頭髮及全身體毛嚴重脫落9個多月。

現病史： 自訴於9個多月前發現頭頂有一約3×3厘米脫髮區，隨後脫髮加重，除全頭頭髮嚴重脫落外，全身體毛、腋毛和陰毛也脫落，9個多月來，先後看西醫、中醫和到包生髮中心等治療，但頭髮和體毛、腋毛、陰毛脫落病症未被控制，現全頭共有10多處嚴重脫髮區（詳見第84頁圖3治療前照片），全身體毛、腋毛和陰毛均脫落來診。

月經不正常，痛經，經量多，色暗，有血塊，行經期長達8-10天，月經乾淨幾天又再來經；輕度貧血；

消化力差，大便溏泄；自覺疲勞，精神不振；經常感覺頸項痠痛；

吸煙，日常三餐多數外出用膳；

患鼻敏感，經常傷風感冒和咳嗽。

既往史： 小時患腎炎，已治癒。

家族史： 家族沒有相類似脫髮現象。

檢　查： 全頭共有10多處嚴重脫髮區，大的約9×9厘米，小的約1.5×1.5厘米，殘存頭髮萎黃、枯槁，部分白髮，輕度用力梳摸頭髮3次見8根頭髮脫落，全部為中幼髮，脫落頭髮毛乳頭萎縮，面色暗淡蒼黃無華，舌淡暗紅，舌邊有少許瘀斑，脈沉澀細。

臨床診斷： 1. 血瘀毛竅脫髮；

2. 沖任虧損、月事失調。

治療原則： 活血祛瘀、開通毛竅，調補沖任，健脾補肺腎和精氣血，固本培元以養髮生髮和調治月經。

治療方藥及醫囑： 1. 每日上午半空腹溫開水送服參茸固本丸為主方配製而成的中藥丸2錢；

圖3　沖任虧損血瘀毛竅脫髮女士治療前後照片

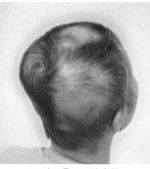 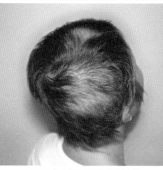 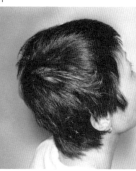

2006年5月23日治療前　　　　2006年7月24日治療2個月　　　　2006年10月3日治療4個多月

2. 每日下午半空腹溫開水送服通竅活血湯為主方配製
   而成的中藥丸2錢；
3. 外擦以通竅活血湯為主方配製而成的生髮精。
4. 提供如下食療方供參考。

（1）水魚燉淮山杞子

材料： 活水魚一隻約1斤重、淮山2兩、枸杞子2兩、大棗
12枚、生薑3錢、料酒適量。

製法： 1. 宰下水魚頭放血後置開水中片刻，取出置清水中洗
刷去除外表的衣膜，剖開水魚蓋，去除內臟、油脂、
雜質和爪，洗淨切塊；淮山、枸杞子洗淨；大棗洗
淨去核；生薑洗淨切片。

2. 將上述材料和適量料酒混合置於燉砵中，加清水
4碗，上蒸籠先以武火蒸燉30分鐘，繼以文火蒸燉
3小時，去除浮於上面的泡沫雜質和油脂後便可上
桌食用。

服用方法： 飲湯一碗，水魚肉、淮山、枸杞子、大棗可根據
需要適量吃用，吃水魚肉時可適量蘸些米醋或老
抽以增添風味。但老抽含鹽，量不宜多。

（2）金錢龜燉冬蟲夏草

材料： 活金錢龜一隻約1斤重、冬蟲夏草6錢、生薑3錢，
由火腿、雞、豬骨及江瑤柱等製成的上湯4碗、橄欖
油、料酒各適量。

製法： 1. 以熱開水將金錢龜泡死，擦洗乾淨外表的衣膜，剖
開龜殼，除頭、頸、爪、內臟、脂肪和雜質，洗淨
切塊；冬蟲夏草洗淨；生薑洗淨切片。

2. 燒熱鍋頭，放適量橄欖油，油熱後放薑片落鍋爆
香，倒入金錢龜翻炒片刻，再加適量料酒翻炒1-2

分鐘，熄火後將金錢龜等撈起裝載於燉体中，放入冬蟲夏草和上湯4碗，上蒸籠先以武火燉30分鐘，繼以文火燉3個小時，去除浮於上面的油脂、泡沫和雜質，裝碗上桌。

服用方法： 飲湯一碗，金錢龜肉和冬蟲夏草依情況適量服食，吃金錢龜肉可適量蘸些黑醋或老抽以增添風味。但老抽含鹽量較多，不宜多用。

（3）黑木耳瘦肉

材料： 黑木耳8錢、瘦豬肉6兩、葱、麻油、生抽、生粉各適量。

製法： 1. 黑木耳以清水浸透，清洗乾淨，瀝去水分備用。

2. 瘦豬肉挑去筋膜、油脂，洗淨，切成薄片備用。

3. 葱去頭，乾淨，切成粒狀備用。

4. 鍋加熱放適量麻油，將葱炒香。

5. 將適量生粉、生抽加適量清水調成糊狀。

6. 將上述黑木耳、肉片、炒香的葱粒、調成糊狀的生粉和生抽一起拌勻後放入大盤中，隔水武火蒸至肉片和黑木耳全部熟透後便可上桌。

服用方法： 佐膳吃用。

（4）靈芝茶

材料： 靈芝3錢、茶葉1錢。

製法： 1. 靈芝切成薄片，備用。

2. 將靈芝和茶葉一起裝於茶壺中，用沸水沖泡。或將靈芝和茶葉一起加適量清水煮沸片刻。

服用方法： 當茶飲，每日一劑。

囑遵醫囑服用藥物外，宜戒煙，及起居有常，食飲有節，勞逸結合，每天堅持做些適合自己情況的帶氧運動以鍛鍊身體，增強體質。

何女士經治療10天後病理性脫髮被控制，治療一個月後脫髮區開始長出新生幼髮，月經也基本恢復正常，痛經情況大為減輕，經期4天，經量正常，身體健康情況也有改善，2006年7月24日，何女士經治療2個月後，全頭10餘處脫髮區已全生出新髮（詳見第84頁圖3治療2個月後照片），除部分新生頭髮為幼小白髮外，髮質也明顯增粗和較前變黑。

2006年10月3日，何女士經治療4個多月後，全頭所有10餘處脫髮區已全部長出濃密亮麗黑髮（詳見第84頁圖3治療4個多月後照片），身體健康，月事正常。

臨床療效判斷： 1.脫髮症痊癒；
2.月事失調痊癒。

例 二： 王先生，男性，46歲，1993年8月2日初診。

主 訴： 慢性脫髮12年，胸前區翳痛2年。

現病史： 自訴自青春發育期之後頭油脂分泌增多，需天天用洗頭水洗頭，面油脂分泌也較多伴面生暗瘡，12年前（約34歲至35歲的時候）開始發現脫髮較多，每天早上起床枕頭巾脫落的頭髮和洗頭、梳頭脫落的頭髮總

圖4　血瘀毛竅脫髮伴胸痹男士治療前後照片

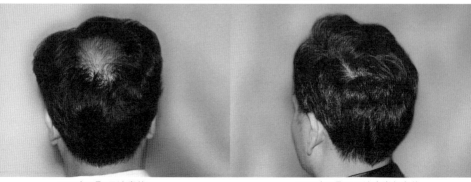

1993年8月2日治療前　　　　　　　　1994年2月21日治療半年多後

共約有100根，且發覺頭頂頭髮越來越稀少和越來越幼小；曾看中、西醫治療無效。二年前於勞累時出現胸前區翳痛現象，經西醫檢查血清膽固醇偏高，血壓偏高，心電圖有心肌勞損現象，診斷為早期冠心病，經西醫治療後胸前區翳痛症狀減輕，但脫髮情況未被控制，現頭頂大片頭髮脫落呈地中海來診（詳見圖4治療前照片）。

平素飲食、睡眠、二便均正常。

既往史： 除上述病史外，無特殊。

家族史： 家人中有相似脫髮現象，也有患心臟病者。

檢 查： 頭頂大片頭髮嚴重脫落呈地中海，輕度用力梳摸頭髮3次見3根頭髮脫落，其中2根為衰老頭髮，1根為中幼髮，脫落頭髮毛乳頭萎縮，頭皮油脂分泌稍多，無頭皮屑，面色棕赤，舌色黯紅，有瘀斑，舌苔薄白，脈沉弦澀。

臨床診斷： 1. 血瘀毛竅脫髮。

2. 胸痹。

治療原則： 活血祛瘀，開通毛竅、調養心肝腎，滋補精氣血，固本培元以養髮生髮。

治療方藥及醫囑： 1. 每日上午半空腹溫開水送服由通竅活血湯加紅丹參、三七、人參、麥冬、五味子等配製而成的藥丸2錢；

2. 每日下午半空腹溫開水送服十八子培元丸2錢（詳見本章第八節即第191頁）；

3. 外擦由通竅活血湯加人參、肉桂、當歸、何首烏、側柏葉等配製而成的生髮精；

4. 提供如下食療方供參考：

（1）何首烏鯉魚湯

材料：活鯉魚一條約1斤重、製何首烏1兩、生薑3錢，醬油、料酒各適量。

製法：1. 何首烏置砂鍋中，加清水1200毫升，中慢火煎1個小時，取汁約500毫升備用。

2. 剖開鯉魚，去除魚鰓和內臟，保留魚鱗，清水洗乾淨，切塊；生薑洗淨切片。

3. 將鯉魚、生薑、何首烏汁和適量醬油、料酒置砂鍋中煮15分鐘至鯉魚熟透（如煮的過程發現不夠水分應加適量清水）。

服用方法：適量飲湯和吃鯉魚肉。

（2）九九黑豆

材料：黑豆1斤、補骨脂1兩、杜仲1兩、蒺藜1兩、胡桃仁1兩、大茴香1兩、沙菀蒺藜1兩、石菖蒲3錢、青鹽4錢。

製法：1. 將補骨脂、杜仲、蒺藜、胡桃仁、大茴香、沙菀蒺藜、石菖蒲七味藥煎汁去渣。

2. 將黑豆、青鹽放入藥汁，煮熟蒸曬九次。

3. 將經炮製的九九黑豆存放於乾淨消毒器皿中，置陰涼乾燥處。

服用方法：作零食，每日1-2次，每次2錢，空腹細嚼，溫開水送服。

（3）靈芝茶

材料：靈芝3錢、茶葉1錢。

製法：1. 靈芝切成薄片，備用。

2. 將靈芝和茶葉一起裝於茶壺中，用沸水沖泡。或將靈芝和茶葉一起加適量清水煮沸片刻。

服用方法：當茶飲，每日一劑。

囑遵醫囑治療外，宜做到起居有常，飲食有節，避免勞累和精神壓力，適量運動如打太極拳等以鍛鍊身體。

　　王先生經治療後，脱髮漸漸減少至每天少於30根，頭頂脱髮區的頭髮漸漸增多，增粗和烏黑有光澤，胸前區翳痛症狀也漸漸減少，減輕至完全沒有發作，精神佳、飲食、睡眠、二便均正常。

　　1994年2月21日，王先生經治療半年後覆診，頭頂治療前脱髮區的頭髮已生長正常（詳見第87頁圖4治療後照片），自訴脱髮已很少，每天脱髮少於30根，精神佳，沒有胸前區翳痛發作，十多天前看西醫檢查，血壓正常，心電圖正常，膽固醇正常，飲食、睡眠、二便均正常，身體健康無不適。

　　臨床療效判斷： 1. 脱髮症痊癒；

　　　　　　　　　　2. 胸痹症痊癒。

5 小議

① **通竅活血湯為清代著名醫家王清任創立的治療脱髮實證名方，** 王氏指出：頭髮脱落，各醫書皆言傷血，不知皮裏肉外血瘀，阻塞血路，新血不能養髮，故髮脱落。王氏的醫學理論，為中醫治療脱髮實證開創新局面，一百多年來，通竅活血湯也成為中醫治療脱髮實證之主方，臨床上，不斷有報道以王氏之通竅活血湯為主方，辨證加減治療毛竅瘀阻脱髮獲得療效〔註十二〕。

　　多年來，筆者以通竅活血湯為主方辨證加減治療血瘀毛竅脱髮患者，療效顯著。上述二例，致病原因和臨床症狀雖有不同，但有一共同特點就是血瘀引致毛竅瘀阻；因此，均為通竅活血湯之適應症，並以通竅活血湯為主方辨證加減治療，不僅脱髮區長出正常頭髮，而且，例一之痛經、月經紊亂和例二之胸痹均告痊癒。

2 根據現代藥理研究，通竅活血湯能擴張血管，改善血循環，降低血管阻力，提高組織耐缺氧能力，並能增強皮膚免疫功能。臨床上，通竅活血湯不僅用於脫髮實證有效；而且，也被用於治療中風後遺症、血栓閉塞性脈管炎、乙型腦炎後遺症、腦外傷、腦震盪、皮膚黑斑症、酒糟鼻、白癜風、扁平疣、癲癇、頭痛、視網膜中央動脈阻塞、急性結膜炎、閃輝性黑斑症和神經官能症等〔註十三〕。

3 中醫自《黃帝內經》至今的醫學著作均明確指出：心主血，髮為血之餘。由此可見，心臟病損，可引致頭髮出現病理性改變。

如前所述，現代醫學研究——例如美國哈佛大學醫學院和波士頓的 Brigham and Women's Hospital 聯合發表的研究報告提示，禿頭男士較頭髮正常男士容易患心臟病；而且，禿頭越嚴重，患心臟病的機會越高。

目前，對於脫髮與心臟病相關的確切機理尚未完全明瞭，但一般認為可能與雄激素和脂代謝有關。雄激素影響脂代謝，引致脂質沉積於血管導致動脈粥樣硬化和血栓形成，尚若供血給心臟的冠狀動脈粥樣硬化則可能引致冠心病、心絞痛、心肌梗塞；而雄激素 5-α-二氫睪酮對毛囊代謝的不良影響和雄激素對脂代謝的影響可能使供血給毛囊的血管出現脂質積聚、血栓形成，從而導致髮失濡養而脫落。

根據現代皮膚病學，早禿最早期的變化是脫髮區毛囊生長期縮短，休止期的百分比增多，頭髮容易鬆動脫落，經幾個連續周期後毛囊逐漸變小，終毛被毳毛所代替，最終許多毳毛毛囊消失；最早期的組織學改變是毛囊結締組織性毛根鞘的下部出現變性，伴血管周圍嗜鹼性變化，毛囊逐漸萎縮留下一束硬化的玻璃樣結締組織，表皮菲薄，表皮突變平，表皮下毛細血管層幾乎消失。

早禿上述的組織病理改變，與一百多年前清末著名醫家王清任創立通竅活血湯治療脫髮實證所指出的「皮裏肉外血瘀，阻塞血路，新血不能養髮，故髮脫落。」的論述相類同，而現代藥理研究也提示通竅活血湯具有擴張血管、改善血液循環、降低血管阻力，提高組織耐缺氧能力和增強皮膚免疫功能；由此可見，通竅活血湯治療脫髮實證取得顯著療效不僅依據中醫理論為指導，同時，也為現代醫學、現代藥理學所論證。

　　心臟病是中老年人的頭號殺手，某些脫髮與心臟病密切相關；因此，治療脫髮的意義不僅在於使患者重新生出頭髮以恢復端莊的儀容，更重要的是治病求本，針對病因，根治病源，使患者身心恢復健康。

〔註一〕　天然麝香為世界受保護動物林麝、馬麝和原麝成熟雄體香囊中乾燥分泌物，根據香港現行法例，使用天然麝香入藥治病屬違法，因此，臨床配方含麝香者，必須以人造麝香或其他中藥代替；雖然，人造麝香或其他中藥的藥效遠不及天然麝香，但也被證實有一定的療效，而更重要的是避免觸犯有關法例。

〔註二〕　詳見陳可冀、李春生主編《新編抗衰老中藥學》，人民衛生出版社出版，1998年4月第1版第1次印刷第477頁。

〔註三〕　詳見黃泰康主編《常用中藥成分與藥理手冊》，中國醫藥科技出版社出版，1994年4月第1版第1次印刷第417-418頁。

〔註四〕　詳見黃泰康主編《常用中藥成分與藥理手冊》，中國醫藥科技出版社出版，1994年4月第1版第1次印刷第1492頁。

〔註五〕　詳見陳可冀、李春生主編《新編抗衰老中藥學》，人民衛生出版社出版，1998年4月第1版第1次印刷第396頁。

〔註六〕　詳見黃泰康主編《常用中藥成分與藥理手冊》，中國醫藥科技出版社出版，1994年4月第1版第1次印刷第911頁。

〔註七〕　詳見陳可冀、李春生主編《新編抗衰老中藥學》，人民衛生出版社出版，1998年4月第1版第1次印刷第330頁。

〔註八〕　詳見黃泰康主編《常用中藥成分與藥理手冊》，中國醫藥科技出版社出版，1994年4月第1版第1次印刷第186至188頁。

〔註九〕　詳見翁維良、房書亭主編《臨床中藥學》，河南技學技術出版社出版，2001年1月第1版第2次印刷第224頁。

〔註十〕　詳見陳可冀、李春生主編《新編抗衰老中藥學》，人民衛生出版社出版，1998年4月第1版第1次印刷第428頁。

〔註十一〕　詳見黃泰康主編《常用中藥成分與藥理手冊》，中國醫藥科技出版社出版，1994年4月第1版第1次印刷第1866-1867頁。

〔註十二〕　詳見孫國傑、涂晉文主編《中醫治療學》，中國醫藥科技出版社出版，1992年2月第1版第2次印刷第572頁。

〔註十三〕　詳見裘沛然主編《中醫歷代名方集成》，上海辭書出版社出版，1994年3月第1版第1次印刷第475-477頁。

第三節 氣血兩虛脫髮證治

1 病因和臨床見證

本證可因親代受孕時年邁體弱或勞倦患病致子代先天稟賦不足，氣血虛弱，髮失濡養而呈現纖細、萎黃和容易脫落，也可因後天失養、七情內傷、虛勞房勞、酒食失宜傷身以及因病誤治失治引致脾腎兩虧，氣血兩虛，髮失濡養而枯槁脫落。

臨床見證除頭髮脫落稀少外，尚有脾腎陽虛，氣血兩虛所致的種種臨床表現如顏面㿠白無華，精神萎靡不振，形體消瘦或虛胖，聲音低弱，倦怠懶言，畏寒肢冷，腰膝痠軟，腹脹納呆，大便溏泄，小便清長，男子或陽萎遺精，女子或宮寒不孕，舌質偏淡，舌體嫩胖，舌苔薄白，脈沉弱。

2 治療原則

健脾補腎，溫養精氣血，固本培元以養髮生髮。

3 治療方藥

主方 參茸固本丸

【方劑來源】

參茸固本丸為本醫臨床經驗方。

【方劑組成】

參茸固本丸由人參16兩、鹿茸10兩、白朮10兩、茯苓8兩、陳皮4兩、春砂仁4兩、肉桂2兩、沉香2兩、淫羊藿6兩、菟絲子12兩、當歸10兩、五味子3兩，十二味藥精製成小丸，每日上、下午於半空腹時溫開水送服2錢。

【藥理作用】

1. 人參

人參為五加科植物人參 *Panax ginseng* C.A. Mey 的乾燥根，花、果和莖葉均可入藥。

根據中醫藥學，生人參性味甘、苦、微涼；熟人參性味甘、微苦、溫；歸脾、肺、心三經；功效大補元氣，復脈固脫，補脾益肺，強精通脈，生津安神；《神農本草經》列為上品，記載：「主補五臟，安精神，定魂魄，止驚悸，除邪氣，明目，開心益智。久服輕身延年。」常用量3分至3錢；一切邪實而正氣未虛的證候均忌用；反藜蘆，畏五靈脂。

根據現代藥理研究，人參含人參皂甙，人參揮發油，有機酸及酯，17種氨基酸及其他含氮化合物，甾醇及甙、維生素 B_1、B_2、C、菸酸、葉酸、腺甙轉化酶、人參單糖，雙糖、三糖和多糖、黃酮類、生物鹼、木質素以及礦物元素鉀、鎂、鍶、銅、鍺、鋅、鐵、砷等物質；具有如下八方面的藥理作用：

❶ 清除自由基、抗氧化、防衰老的作用

人參提取物具有清除體內超氧化陰離子自由基、氫氧自由基的功效，具有保護紅血球的作用，紅參中的麥芽酚可與自由基結合，減少增齡色素和脂褐質等生物大分子的堆積，從而延緩細胞整合性下降及減輕脂質氧化物滅活的作用，也即為防衰老的作用〔註一〕。

❷ 增強免疫功能和抗腫瘤的作用

人參皂甙是機體免疫的增強劑，也是免疫調節劑，人參皂甙可促進巨噬細胞、T淋巴細胞、B淋巴細胞、天然殺傷細胞（NK）和淋巴因子活化殺傷細胞（LAK）的功能，參與NK-IL2-IFN2調節網，並對抗癌效應細胞具有調節效應；另者，人參多糖可增強網狀內皮系統吞噬功能，對血清補體、IgG及抗體生成等均具有刺激作用（同上註一第438至439頁）。

❸ 促進蛋白質合成，降低有害血脂和防止動脈硬化

人參能增進食慾，增加體重，矯正因饑餓而出現的肝DNA減少和促進蛋白質合成，人參可降低高脂血症的血中三酸甘油酯、膽固醇及低密度脂蛋白的含量，升高血中高密度脂蛋白的含量，從而對抗動脈粥樣硬化；人參能降低老年人的血脂，特別是三酸甘油酯，從而延緩動脈粥樣硬化的發生[註二]。

❹ 保護肝臟的作用

人參具有增強肝臟糖代謝和能量產生系統的功效，對肝臟有一定的保護作用；人參皂甙RO能抑制由半乳糖和四氯化碳誘導的急性肝炎。（同上註一第440頁）。

❺ 對骨髓造血功能有保護和刺激作用

人參含14種微量和常量元素，鍺能刺激造血，促進紅血球再生，並能穩定凝血中的易變因子；鈷是維生素B_{12}的原料；鐵是血紅蛋白的重要組成元素；銅、鋅、錳、鉬是酶和其他蛋白質的原料；錫具抗衰老、增強免疫功能和降低高血壓病、心血管病患者的病亡率；硒是谷胱甘肽過氧化物酶的必需組成成分，硒具有防癌作用，缺硒可引起克山病、大骨節病，並使乳腺癌，結腸癌發病率增加；鉀、鈣、鎂和鈉是細胞內外液的組分，這些都是機體必需營養元素，缺乏其中之一，都會引起生理異常。綜上所述，

人參所含的有效成分，確有保護和刺激骨髓的造血功能以及維持機體正常的生理功能（同上註二第89頁）。

⑥ 對心血管系統的作用

　　人參對多種動物的心臟均有先興奮，後抑制，小劑量興奮，大劑量抑制的作用；人參皂貳能降低缺氧情況下大腦和心肌乳酸的含量，能恢復缺氧時心肌的CAMP/CGMP比值下降，並具有保護心肌內皮細胞和減輕線粒體損害的作用；小劑量人參具有輕度升高血壓，大劑量則擴張血管和降低血壓，具有改善心功能和末梢血液循環的作用；人參皂貳Ro＋Rb能保護缺血心肌中超氧化物歧化酶活性降低心肌脂質過氧化物含量；人參皂貳抗心肌缺血作用，一般認為可能與抑制氧自由基產生有關（同上註二第70頁）。

⑦ 對神經系統的作用

　　人參小劑量興奮中樞神經系統，大劑量抑制中樞神經系統；人參皂貳Rg1有中樞神經興奮和抗疲勞作用；而人參皂貳Rb1則有中樞神經抑制和安定作用；動物實驗顯示，人參能興奮受試動物中樞神經系統，提高動物覺醒度和機動水平，從而加速條件反射的形成；人參尚有中樞擬膽鹼活性和擬兒茶酚胺活性，並對蛋白質、RNA、DNA的合成有促進作用，蛋白質和RNA是記憶形成過程中的內在物質基礎，故人參有促進記憶的作用（同上註二第65至66頁）。

⑧ 抗輻射和護膚等作用

　　人參多糖具有抗 γ 射線和抗 χ 射線的作用；人參揮發油可通過皮膚的滲透作用為人體所吸收，從而促進血液循環和新陳代謝，增進肌膚細胞的發育和光澤，具有防皺、抗寒和抗紫外光輻射的藥理作用；人參皂貳對皮膚再生有激活作用，其中，人參皂貳Rh1、Rb1、Rg2、Rg1、Re能使皮膚細胞再生速度加快22倍（同上註二第88至89頁）。

人參含有8種磷脂成分，磷脂是動物和人體生物膜的重要組成部分，磷脂具有提高免疫功能、強精健腦、增強骨細胞、神經細胞和胰島素功能及保肝護血、延緩衰老、降低血脂和動脈硬化指數等功效，溶血磷脂酸膽鹼尚有抗癌的作用。一般認為，人參補氣強心，安神生津的作用與上述人參的功能有密切關係（同上註二第89頁）。

（按語）：自古至今，人參作為補虛藥在中藥中地位獨特，中醫經典著作《神農本草經》將人參列為上品，歷代醫家廣泛用人參治療一切氣血津液不足、元氣虛弱的病症並取得顯著療效，因而被冠以補藥之王的雅稱；現代藥理研究也證明人參具有增強免疫功能，促進造血、促進蛋白質、DNA、RNA合成，抗氧化、抗腫瘤，防止動脈硬化和抗衰老等功效。根據現代醫學，DNA變異既是疾病、衰老和癌變的根源，也是病理信息，在人體處於「潛病」狀態而無自覺症狀時，人參的抗變作用，可將疾病消滅於萌芽狀態。基於人參具有治療疾病，也有預防疾病的作用，因而被視為萬能藥。

在此必須指出的是：「補藥三分毒」，濫服人參可能不但無益，而且可能產生毒副作用；因此，世人於服用人參之前必須明確適應症和禁忌症，尚若自己不太明瞭，最好還是請教有經驗之中醫師。

2. 鹿茸

鹿茸是鹿科動物梅花鹿 *Cervus mippon Temminck* 或馬鹿 *Cervus elaphus Linnaeus* 的雄鹿未骨化幼角。

根據中醫藥學，鹿茸性味甘、鹹、溫；歸腎、肝二經；功效壯腎陽，益精血，強筋骨，調沖任，托瘡毒；《神農本草經》記載；「益氣強志，生齒不老」。常用量8分至1錢5分；陰虛火盛，陽強易舉者忌服。

根據現代藥理研究，鹿茸含色氨酸、賴氨酸、蘇氨酸、纈氨酸、亮氨酸、異亮氨酸、苯丙氨酸、組氨酸、精氨酸、脯氨酸、羥脯氨酸、天門冬氨酸、絲氨酸、穀氨酸、甘氨酸、丙氨酸、蛋氨酸、酪氨酸等多種氨基酸、磷脂類化合物，多氨類化合物，前列腺素類物質，膽固醇及其脂類，多糖、菸酸、肌酐，礦物元素鈣、磷、鎂、鐵、鋅、銅、鉻、錳、鉬、鎳、鈷等物質，具有如下八方面的藥理作用：

❶ 對心血管系統的作用

　　大劑量鹿茸精使心臟收縮幅度變小，心率減慢，外周血管擴張，血壓下降；中等劑量鹿茸精使心臟收縮幅度增大，心率加快，心輸出量增加，心音有力，血壓增高，脈搏有力，這些作用，尤其對衰弱心臟的作用顯著；鹿茸精可使節律不齊的離體心臟恢復正常節律〔註三〕。

❷ 強壯作用和促進造血功能

　　鹿茸精能提高機體的工作能力，改善睡眠和食慾，降低機體疲勞；增加紅血球、血色素和組織紅血球、促進紅血球增生和增加體重；口服鹿茸對衰老、衰弱和久病之後有一定強壯作用（同上註三第 1618 頁）。

❸ 增強免疫功能

　　動物實驗顯示，鹿茸精對正常小鼠和氫化可的松及環磷酰胺所致免疫功能低下小鼠的巨噬細胞吞噬功能有刺激作用；鹿茸多糖可明顯增強網狀內皮系統的吞噬功能（同上註三第 1619 頁）。

❹ 促進核酸和蛋白質的合成

　　動物實驗顯示，鹿茸具有促進實驗動物肝臟和腎臟組織合成蛋白質和 RNA（脫氧核糖核酸）的作用（同上註三第 1619 頁）。

❺ 增強記憶力等作用

　　鹿茸所含的磷脂類化合物對學習和記憶力有良好的影響，可增強學習和記憶力。

⑥ 抗炎作用

鹿茸多糖具有抗炎作用。

⑦ 抗氧化作用

動物實驗顯示，鹿茸具有一定的抗氧化作用（同上註三第1619頁）。

⑧ 其他作用

鹿茸能增強腎臟的利尿作用；能增強胃腸道的運動和分泌；能提高離體子宮的張力並加強其節律性收縮（同上註三第1620頁）。

3. 白朮

白朮為菊科植物白朮 *Atractylodes macrocephala koidz.* 的乾燥根莖。

根據中醫藥學，白朮性味苦、甘、溫；歸脾、胃經；功效健脾益氣，燥濕利水，止汗安胎；《神農本草經》列為上品，記載：「主風寒濕痹、死肌、痙、疸、止汗、除熱、消食。作煎餌，久服輕身延年，不饑。」常用量 1 錢 5 分至 3 錢；凡外有表邪，內有積滯或陽盛陰虛及痘瘡血分熱者均忌用。

根據現代藥理研究，白朮含揮發油，其主要成分包括蒼朮醇、蒼朮酮、白朮內酯 A 及 B、3-β-酰氧基蒼朮酮，3-β-羥基蒼朮酮、芹烷二烯酮、倍半萜、蒼朮內酯和羥基蒼朮內酯，維生素 A 樣物質，微量元素銅、鋅、錳等物質；具有如下八方面的藥理作用：

❶ 強壯機體，增強免疫功能

白朮具有增加體重，增強耐力，增強組織內皮系統的吞噬功能，在白血球減少症時有升高白血球的作用，白朮還有提高淋巴細胞轉化率，促進細胞免疫功能，增加 IgG 的作用[註四]。

❷ 排鈉作用

白朮具有排鈉利尿的作用，其作用機理可能是抑制腎小管重

吸收所致（同上註四第740頁）。

❸ 降低血糖、保護肝臟作用

白朮具有加速體內葡萄糖的同化而降低血糖，防止肝糖原減少而保護肝臟的作用（同上註四第740至741頁）。

❹ 抗凝作用

白朮對血小板聚集有明顯的抑制作用（同上註四第741頁）。

❺ 對血管的作用

白朮具有擴張血管的作用（同上註四第741頁）。

❻ 抗腫瘤作用

白朮揮發油中之中性油對食管癌細胞有明顯抑制作用（同上註四第741頁）。

❼ 調節腸道功能

白朮對腸道具有雙向的調節作用，當腸管處於興奮狀態時呈抑制作用，當腸管處於抑制狀態時呈興奮作用；白朮能明顯對抗乙醯膽鹼引起的腸痙攣及腎上腺素引起的腸肌麻痹[註五]。

❽ 利膽作用

白朮有增加膽汁分泌的作用（同上註四第741頁）。

4. 茯苓

茯苓為多孔菌科真菌茯苓Poria cocos (schw.) Wolf的乾燥菌核。

根據中醫藥學，茯苓性味甘、淡、平；歸心、脾、肺、腎諸經；功效利水滲濕，健脾寧神；《神農本草經》列為上品，記載：「主胸脅逆氣，憂恚、驚邪、恐悸，心下結痛，寒熱煩滿，咳逆，口焦舌乾，利小便。久服安魂，養神，不饑延年。」常用量2錢至4錢；腎氣虛、小便頻數者慎用。

根據現代藥理研究，茯苓含茯苓聚糖、茯苓酸、多糖、蛋白質、葡萄糖、三萜類化合物、樹膠、麥角甾醇、卵磷脂、膽鹼、

組氨酸、腺嘌呤、蛋白酶、礦物元素鈣、銅、錳、硒等物質，具有如下六方面的藥理作用：

❶ 增強免疫功能和抗腫瘤的作用

茯苓多糖具有增加巨噬細胞的細胞毒作用，使巨噬細胞的吞噬率和吞噬指數明顯增加；茯苓多糖也能增強T淋巴細胞的細胞毒作用，即增強細胞免疫反應，並因此而激活機體的免疫系統，茯苓多糖的這種作用與其抗腫瘤活性密切相關；動物實驗顯示，茯苓多糖呈現強烈的抗腫瘤作用[註六]。

❷ 利尿作用

茯苓醇浸劑具有明顯的利尿作用，但煎劑無效（同上註六第1386頁）。

❸ 降低胃酸，預防潰瘍的作用

茯苓具有降低胃酸，預防胃潰瘍、十二指腸潰瘍的作用（同上註六第1386頁）。

❹ 保護肝臟的作用

茯苓能降低谷丙轉氨酶的活性，防止肝細胞壞死，具有明顯保護肝臟的作用[註七]。

❺ 鎮靜作用

茯苓對中樞神經系統有鎮靜作用（同上註六第1389頁）。

❻ 對血液系統的作用

茯苓能使環磷酰胺引起的白血球減少加速回升，茯苓多糖能提高紅血球2,3-DPG的水平和延緩溫育過程中2,3-DPG的耗竭（同上註六第1389頁）。

5. 陳皮

陳皮為芸香科植物橘 *Citrus reticulata* Blanco 及其栽培變種的乾燥成熟果皮。

根據中醫藥學，陳皮性味苦、辛、溫；歸肺、脾二經；功效理氣健脾，燥濕化痰；常用量1錢5分至3錢；燥溫者慎用。

根據現代藥理研究，陳皮含陳皮素、橙皮甙、陳皮揮發油（內含檸檬烯、檜烯、β-月桂烯、辛醛、松油醇、香茅醇、紫蘇醛、檸檬醛、麝香草酚）等成分。具有如下六方面的藥理作用：

❶ 抑制胃腸蠕動和保護胃黏膜的作用

動物實驗顯示，陳皮具有抑制胃黏膜平滑肌蠕動的作用；陳皮中的辛弗林（Synephrine）對血小板活性因子誘發的胃黏膜損傷有保護作用[註八]。

❷ 祛痰平喘作用

實驗顯示，陳皮對支氣管有擴張作用；陳皮醇提取物可對抗組織胺引致的支氣管痙攣性收縮（同上註八第1139頁）。

❸ 對心血管系統的作用

動物實驗顯示，甲基陳皮甙能使冠狀動脈阻力下降，冠狀動脈血流量增加，血壓降低，心率減慢（同上註八第1139頁）。

❹ 抗炎抗過敏反應

實驗顯示，陳皮甙有對抗蝮蛇毒素，溶血卵磷脂和組織胺增加血管通透性的作用；對氯乙烷造成凍傷有減輕症狀的效果；對巴豆性肉芽囊腫的炎症反應也有抑制作用（同上註八第1139至1140頁）。

❺ 抗菌作用

廣陳皮在試管內可抑制葡萄球菌、卡他奈氏菌、溶血性嗜血菌的生長（同上註八第1140頁）。

❻ 抑制皮脂分泌

陳皮有抑制皮脂分泌的作用，可使20-30%皮脂細胞的功能喪失（同上註八第1140頁）。

6. 春砂仁

春砂仁為薑科植物陽春砂 *Amomum Villosum Lour.* 的乾燥成熟果實。

根據中醫藥學，春砂仁性味辛、溫；歸脾、胃、腎三經；功效化濕開胃，溫脾止瀉，理氣安胎；常用量 5 分至 1 錢；陰虛有熱者忌用。

根據現代藥理研究，春砂仁含揮發油（主要成分為龍腦、乙酸龍腦酯、樟腦、檸檬烯、茨烯、α - 蒎烯、皂貳）礦物元素鋅、銅、鐵、錳、鈷、硒等物質，具有如下五方面的藥理作用：

❶ 對腸道和腸管平滑肌的作用

動物實驗顯示，春砂仁有增進腸道運動的作用；春砂仁對乙醯膽鹼和氯化鋇引起的腸管緊張性、強直性收縮有部分抑制作用〔註九〕。

❷ 對血小板聚集功能的影響

動物實驗顯示，春砂仁能明顯抑制血小板聚集。

❸ 對花生四烯酸誘發動物死亡的影響

動物實驗顯示，春砂仁對花生四烯酸誘發的小鼠急性死亡有明顯保護作用（同上註九第 1397 頁）。

❹ 對膠原和腎上腺素混合劑誘發動物死亡的影響

動物實驗顯示，春砂仁對由膠原和腎上腺素混合劑誘發的小鼠急性死亡有明顯對抗作用（同上註九第 1398 頁）。

❺ 對胃、十二指腸潰瘍的治療作用

春砂仁對虛寒型胃、十二指腸潰瘍病的胃脘痛、腹脹、噯酸症狀有顯著療效（同上註九第 1398 頁）。

7. 肉桂

肉桂為樟科植物肉桂 *Cinnamomum cassia Presl* 的乾燥樹皮。

根據中醫藥學，肉桂性味辛、甘、大熱；歸腎、脾、心、肝諸經；功效補火助陽，引火歸源，散寒止痛，活血通經；《神農本草經》列為上品，記載：「主百病，養精神，和顏色，為諸藥先聘通使。久服，輕身不老，面生光華，媚好，常如童子。」常用量3分至1錢5分；陰虛陽盛者及孕婦忌用。

根據現代藥理研究，肉桂含揮發油、黏液質、鞣質、二萜類、多糖、生物素以及微量元素錳、鋅、鐵、銅、硒等物質，具有如下六方面的藥理作用：

❶ 對心血管系統的作用

動物實驗顯示，肉桂具有增加冠狀動脈血流量，擴張外周血管，降低外周血管阻力和抗血小板聚集的作用[註十]。

❷ 升白血球和抗輻射作用

動物實驗顯示，桂皮酸鈉具有使受輻射損害的動物存活率提高，並在輻射損害的極期時，提高外周白血球和血小板數（同上註十第865頁）。

❸ 防止蛋白尿和抗變態反應的作用

動物實驗顯示，肉桂有防止受試動物腎炎所致的尿中蛋白含量增加和抗變態反應的作用（同上註十第865頁）。

❹ 鎮靜、鎮痛和抗驚厥作用

動物實驗顯示，肉桂揮發油具有鎮靜、鎮痛、降溫、抗驚厥和減少死亡率等作用（同上註十第865頁）。

❺ 抗菌作用

桂皮煎劑在體外對真菌有抑制作用，桂皮的乙醇或乙醚浸出液對許藍氏毛癬菌等多種致病皮膚真菌有抑制作用（同上註十第865頁）。

❻ 對實驗性陽虛的治療作用

動物實驗顯示，肉桂對可的松引起的陽虛實驗動物有顯著的

治療作用，肉桂有抑制實驗動物下丘腦單胺氧化酶活性的作用（同上註十第865頁）。

8. 沉香

沉香為瑞香科植物白木香 *Aguilaria sinensis* (Lour) Gilg 含有樹脂的木材。

根據中醫藥學，沉香性味辛、苦、微溫；歸脾、胃、腎三經；功效降氣納腎，壯元陽，墜痰涎；常用量4分至1錢；陰虛火旺，氣虛下陷者忌用。

根據現代藥理研究，沉香的主要有效成分為揮發油，揮發油中含白木香酸、白木香醛，沉香螺旋醇、白木香醇、氫白木香醇、異白木香醇、苄基丙酮、對甲氧基苄基丙酮、茴香酸、β-沉香呋喃等成分；其主要藥理作用為對平滑肌的作用。實驗顯示，沉香的水煮液及水煮醇沉液能抑制離體動物迴腸的自主收縮，對抗組胺、乙醯膽鹼引起離體動物迴腸痙攣性收縮；沉香水煮醇沉液能使新斯的明引起的實驗動物腸推進運動減慢，呈現腸平滑肌解痙作用，可使注射乙醯膽鹼的實驗動物腸管收縮幅度減少，蠕動減慢〔註十一〕。

9. 淫羊藿

淫羊藿為小蘗科植物淫羊藿 *Epimedium brevicornum* Maxim.、箭葉淫羊藿 *Epimedium sagitatum* (sieb et Zuee.) Maxim.、鞣毛淫羊藿 *Epimedium pubesscens* Maxim.、巫山淫羊藿 *Epimedium wushanese* T. S. ying 或朝鮮淫羊藿 *Epimedium koreanum* Nakai 的乾燥地上部分。

根據中醫藥學，淫羊藿性味甘、辛、溫；歸肝、腎二經；功效溫腎壯陽，補腰膝、強筋骨、益氣力、祛風濕；《神農本草經》

記載:「主陰痿絕傷,莖中痛,利小便,益氣力,強志。」常用量
1錢5分至3錢;陰虛火旺者禁用。

根據現代藥理研究,淫洋藿含數十種黃酮類成分如淫羊藿甙
A、B、C、D、E,去甲基淫羊藿甙,β-去氫淫羊藿素,去氧甲
基-β-去氫淫羊藿素、淫羊藿次甙、木質素,另外還含有維生素E,
揮發油、植物甾醇、鞣質、油脂和淫羊藿多糖等物質。具有如下
八方面的藥理作用:

❶ **對心血管系統的作用**

淫羊藿能擴張外周血管,改善微循環,增加血流量,降低血
壓,抑制心肌收縮力,降低心肌耗氧量,擴張冠狀動脈,增加心
肌營養性血流量等作用[註十二]。

❷ **對機體代謝的影響**

動物實驗顯示,淫羊藿有促進「陽虛」動物DNA(脫氧核糖
核酸)合成的作用,也可使因地塞米松引致Na泵活性下降回升
到正常水平(同上註十二第377頁)。

❸ **對免疫功能的影響**

動物實驗顯示,淫羊藿總黃酮可使「陽虛」動物抗體形成細
胞功能及抗體滴度趨於正常,顯著促進「陽虛」動物淋巴細胞刺
激指數,使之接近正常,淫羊藿多糖可以促進超適劑量免疫所誘
導的Ts細胞產生,增強受體動物抗體生成的控制,使受體動物抗
體生成水平明顯降低;而淫羊藿甙對Ts細胞的產生有減弱作用,
使受體動物抗體生成提高。根據上述情況,提示淫羊藿通過Ts細
胞,發揮雙向調節機體免疫功能的作用(同上註十二第377頁)。

❹ **抗衰老作用**

動物實驗顯示,淫羊藿黃酮能顯著恢復由D-半乳糖複製亞急
性衰老動物T和B淋巴細胞增殖反應的功能,明顯提高其肝臟總
SOD活性,減少肝組織過氧化脂質的形成,減少心、肝等組織的

脂褐素形成；動物實驗也顯示，複方淫羊藿製劑可延長受試動物的壽命（同上註十二第376頁）。

❺ **對內分泌系統的影響**

淫羊藿具有促進精液分泌，增加前列腺、精囊、提肛肌的重量，20至40mg淫羊藿提取物的效果與7.5mg雄激素相當；淫羊藿還能提高尿中17-酮類固醇，提示可能有促進腎上腺皮質機能的作用（同上註十二第377頁）。

❻ **抗菌作用**

淫羊藿對白色葡萄球菌，金黃色葡萄球菌、奈氏卡他球菌、肺炎雙球菌、流感嗜血桿菌、結核桿菌、脊髓灰質炎病毒、腸病毒有抑制作用（同上註十二第377頁）。

❼ **鎮咳、祛痰、平喘作用**

動物實驗顯示，淫羊藿有一定的祛痰作用和中樞性的抑制咳嗽作用；對組胺引致實驗動物哮喘有一定的保護作用（同上註十二第377頁）。

❽ **其他作用**

動物實驗顯示，淫羊藿可提高小鼠在常壓下的耐缺氧能力，存活時間延長；與戊巴比妥鈉有協同睡眠的作用，提高入睡率，縮短入睡時間，延長睡眠持續時間；能對抗咖啡因的中樞興奮作用，使實驗動物的驚厥率和死亡率明顯下降（同上註十二第377頁）。

10. 菟絲子

菟絲子為旋花科植物菟絲子 *Cuscuta chinensis* Lam. 的乾燥成熟種子。

根據中醫藥學，菟絲子性味辛、甘、溫；歸肝、腎、脾三經；功效滋補肝腎，固精縮尿，安胎明目、止瀉；《神農本草經》列

為上品，記載：「續絕筋，補不足，益氣力，肥健、汁去面皯，久服明目輕身延年。」常用量1錢5分至3錢；陽強、便結、陰虛火動者不宜服用。

根據現代藥理研究，菟絲子含膽甾醇、菜油甾醇、β-穀甾醇、豆甾醇、β-香樹精、三萜酸類物質、樹脂甙、糖類和黃酮類化合物等成分，具有如下六方面的藥理作用：

❶ 對心血管系統的作用

菟絲子具有減少冠狀動脈阻力，增加冠狀動脈血流量，減慢心率，降低血壓，減少左室作功，降低心肌耗氧，保護心臟的作用[註十三]。

❷ 增強免疫功能

菟絲子黃酮有促進抗體產生，提高淋巴細胞活性和增強巨噬細胞功能的作用（同上註十三第521頁）。

❸ 對內分泌的影響

菟絲子具有助陽和增強性活力的作用，有增加垂體前葉、卵巢和子宮重量的作用（同上註十三第521頁）。

❹ 抗衰老作用

動物實驗顯示，菟絲子具有延長實驗動物壽命的作用（同上註十三第521頁）。

❺ 對肝臟的作用

動物實驗顯示，菟絲子具有保護肝臟，減輕肝臟受四氯化碳損傷的作用[註十四]。

❻ 對中樞神經系統的作用

菟絲子對中樞神經系統有抑制作用（同上註十四第1564頁）。

11. 當歸

當歸為傘形科植物當歸*Angelica sinensis*(Oliv.)Diels的乾燥根。

根據中醫藥學，當歸性味甘、辛、溫；歸肝、腎、脾三經；功效補血活血，補腎益精，調經止痛，潤燥滑腸；《本草從新》記載當歸「使氣血各有所歸」，「血滯能通，血虛能補，血枯能調，血亂能撫」〔註十五〕。常用量5分至3錢；脾虛中滿及泄瀉者忌服。

根據現代藥理研究，當歸含阿魏酸、丁二酸、菸酸、尿嘧啶、腺嘌呤、正丁烯基酰內酯、維生素 B_{12}、維生素 E、亞油酸、β-穀甾醇、多糖、蔗糖、揮發油中含藁本內酯，以及礦物元素錳、鎳、銅、鋅等物質，具有如下八方面的藥理作用：

❶ 對血液系統的作用

當歸多糖能增加外周血紅血球、白血球、血紅蛋白和骨髓有核細胞數；當歸及其有效成分阿魏酸有抑制血小板聚集和抗血栓作用〔註十六〕。

❷ 降血脂、防止動脈硬化和保護心臟

當歸具有降低血脂，增加冠心病和腦動脈硬化病人纖維蛋白溶酶活性，擴張冠狀動脈，增加冠狀動脈血流量，使心肌毛細血管開放增多，保護心臟和抗心律失常的作用（同上註十六第832至834頁）。

❸ 提高免疫功能和抗腫瘤的作用

當歸中性油總酸有增強巨噬細胞的吞噬功能和促進淋巴細胞轉化作用，當歸多糖有明顯促進特異抗體IgG產生作用，即當歸具有提高機體細胞免疫作用，又有促進體液免疫作用；當歸多醣具有一定抑制腫瘤的作用（同上註十六第436至438頁）。

❹ 抗氧化和清除自由基的作用

當歸對腦缺血、缺氧後再灌註腦組織脂質過氧化物增高明顯的抑制作用；當歸所含的阿魏酸有直接減少 H_2O_2 含量，並與膜磷脂酰乙醇胺結合，通過直接消除自由基，抑制氧化反應和自由基反應等拮抗自由基對組織的傷害（同上註十六第845頁）。

❺ 保護肝臟的作用

當歸能使肝細胞蛋白質合成增加，對DNA、RNA的合成有促進作用；臨床證明，當歸可使患者麝香草酚濁度降低，有促進肝細胞功能恢復，保護肝臟的作用（同上註十六第838頁）。

❻ 對神經系統的作用

當歸揮發油具有鎮靜、鎮痛、催眠、麻醉等作用；當歸所含的藁本內酯對中樞神經系統具有廣泛的抑制作用（同上註十六第842至第845頁）。

❼ 對子宮平滑肌的調節作用

當歸對子宮平滑肌具雙相作用，當歸的作用與子宮的功能狀態有密切關係，它具有調節子宮平滑肌收縮，解除痙攣而達到調經止痛功效（同上註十六第831至832頁）。

❽ 抗輻射和抗菌作用

當歸多糖有抗輻射作用；當歸對體外痢疾桿菌、傷寒桿菌、副傷寒桿菌、大腸桿菌、白喉桿菌、霍亂弧菌、α-溶血性鏈球菌和β-溶血性鏈球菌等均有抗菌作用（同上註十六第839頁及845頁）。

12. 五味子

五味子為木蘭科植物五味子 *Schisandra chinensis* (Turcz.) Baill. 或華中五味子 *Schisandra sphenanthere* Reld. et Wils. 的乾燥成熟果實。

根據中醫藥學，五味子性味酸、甘、溫；歸肺、心、腎三經；功效收斂固澀、益氣生津、補腎寧心；《神農本草經》列為上品，記載：「主益氣，咳逆上氣，勞傷羸瘦，補不足，強陰，益男性精」。常用量5分至8分；外有表邪，內有實熱以及痧疹初發者忌用。

根據現代藥理研究，五味子含五味子素、五味子甲素、五味子乙素、五味子丙素、五味子醇、內含茨烯、α-蒎烯、β-蒎烯、

月桂烯、檸檬烯、酚類化合物等成分的五味揮發油，維生素、有機酸、脂肪、糖類、檸檬酸、蘋果酸和琥珀酸等物質，具有如下九方面的藥理作用：

❶ 抗氧化和延緩衰老的作用

五味子乙素有抗氧化作用；五味子可通過對腦 MAD-B 的抑制，治療與衰老有關的某些老年性疾病，從而延緩衰老過程〔註十七〕。

❷ 提高免疫功能

動物實驗顯示，五味子具有增強細胞免疫和體液免疫的作用（同上註十七第541至542頁）。

❸ 對中樞神經系統的作用

動物實驗顯示，五仁醇可使實驗動物的自主活動明顯減少，可明顯增強中樞安定藥氯丙嗪和利血平對實驗動物自主活動的抑制作用，對抗中樞興奮藥苯丙胺對實驗動物自主活動的興奮作用（同上註十七第529至533頁）。

❹ 對心血管系統的作用

五味子具有加強和調節心肌細胞、心臟小動脈、腎臟小動脈的能量代謝，改善心肌的營養和功能（同上註十七第540頁）。

❺ 對呼吸系統的作用

五味子對呼吸中樞有直接興奮作用，五味子也有祛痰作用（同上註十七第540頁）。

❻ 對消化系統的作用

動物實驗顯示，五味子素對應激性潰瘍的發生有抑制作用，並且有利膽和抑制胃分泌作用；去氧五味子素對胃酸分泌有抑制作用和顯著的抗潰瘍作用（同上註十七第539頁）。

❼ 對肝臟的保護作用

五仁醇能明顯促進肝糖原的生成，五味子可明顯增加肝臟合

成蛋白質；動物實驗顯示，五味子製劑可明顯降低四氯化碳引致實驗動物SGPT的升高；臨床上，五味子製劑治療病毒性肝炎取得較好的療效（同上註十七第533至539頁）。

❽ **增強防禦能力**

五味子具有適應原樣作用，能增強機體對非特異性刺激的防禦能力〔註十八〕。

❾ **抗菌作用**

五味子體外對金黃色葡萄球菌、炭疽桿菌、傷寒桿菌、副傷寒桿菌、肺炎桿菌、痢疾桿菌、霍亂弧菌、腸炎沙門桿菌、變形桿菌等皆有抑制作用，對綠膿桿菌也有較強抗菌作用，體內體外都有抗病毒作用，體外還有殺蛔蟲作用（同上註十八第1215頁）。

【功效和方解】

參茸固本丸功效健脾、補腎、益精、氣、血；脾氣健旺，氣血盛，五臟受蔭，肌膚潤澤；腎氣強，腎精足、骨髓充滿、顏面光華、鬚髮美。

方中人參甘溫扶脾益胃，大補全身之元氣，脾氣健旺則運化復常以生氣血養五臟，潤肌膚；白朮苦溫燥濕健脾補氣；茯苓淡滲祛濕健脾益氣；陳皮辛溫健脾理氣；春砂仁辛溫化濕溫脾開胃，諸藥共同輔助人參健脾補胃益氣，脾為後天之本，生化之源，脾氣健旺，氣血盛，五臟受蔭，肌膚潤澤；鹿茸甘溫，壯腎陽，益精血，為血肉有情之珍品，與人參共為本方之君藥；肉桂辛溫大熱，補火助陽，引火歸源入腎、脾諸經；沉香辛溫、壯元陽，納腎氣，歸脾、腎經；菟絲子辛、甘、溫，滋補肝腎，固精止瀉，歸肝、腎、脾諸經；淫羊藿甘、辛、溫，溫腎壯陽歸肝、腎經；肝腎同源，精血乙癸，諸藥共同輔助鹿茸補腎助陽，益生精血，腎為先天之本，腎氣強，腎精足，骨髓充滿，顏面生華，鬚髮美；

當歸補血、活血、理血，髮為血之餘；五味子斂陰固澀潛陽以助陰平陽秘；諸藥合用，共奏既補先天之腎以壯陽生精，又健後天之脾以益氣血，氣血盛，腎氣強，骨髓充滿，五臟受蔭，肌膚潤澤，顏面光華，鬚髮烏亮，誠為治療脾腎兩虧，氣血兩虛，元陽不振所致之脫髮等病症之治本良方。

【主治】

脾腎兩虧，氣血兩虛，元陽不振引致之脫髮諸症。

【禁忌症】

陰虛陽盛及內熱諸證皆禁忌，外感病症也不宜。

【隨症加減】

① 伴**肺氣虛者**酌加黃芪、防風、蘇子、冬蟲夏草等以補益肺氣；

② 伴**心陰虛者**酌加紅丹參、酸棗仁、柏子仁、麥門冬等以養心安神；

③ 伴**肝氣鬱結者**酌加柴胡、鬱金、佛手、素馨花等以舒肝解鬱。

4 醫案選錄

例 一： 羅××，男性，48歲，1995年8月31日初診。

主 訴： 脫髮10餘年，加重3個月。

現病史： 自訴平素體質虛弱，面色萎黃，肌肉清瘦，精神不振，肢體怠倦，四肢乏力，氣短懶言，聲音低弱，畏寒怕冷，腹脹納呆，消化不良，五更溏泄，腰膝痠軟，小便清長，頭髮乾枯容易脫落，脫的多，生的少，頭髮漸漸稀少和幼小，近3個月來脫髮加重，每天脫髮超

過100根，現頭頂頭髮明顯稀少，呈嚴重半禿狀態來診（詳見本頁圖5治療前照片）。

既往史： 除上述病史外，無特殊。

家族史： 無特殊。

檢　查： 頭頂頭髮明顯枯黃、纖細、稀少呈嚴重半禿狀態，輕度用力梳摸頭髮見2根頭髮脫落，其中1根為衰老頭髮，另1根為中幼髮，2根脫落頭髮毛乳頭均萎縮，頭皮油脂分泌正常，無頭皮屑，面色萎黃，形體消瘦，表情淡漠，精神萎靡，倦怠懶言，聲音低弱，唇色偏淡，舌質淡紅，舌體嫩胖，舌邊有齒印，舌苔薄白，脈沉細弱。

臨床診斷： 脾腎兩虧，氣血兩虛之脫髮症。

治療原則： 健脾補腎，溫養精氣血，固本培元以養髮生髮。

治療方藥及醫囑： 1. 每日上、下午半空腹溫開水送服參茸固本丸2錢；

圖5　氣血兩虛脫髮男士治療前後照片

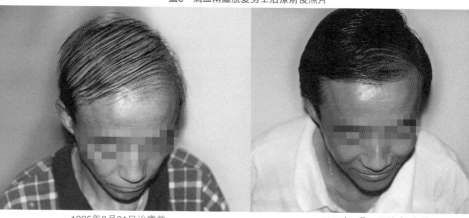

1995年8月31日治療前　　　　　　　1997年8月26日治療2年後

2. 外擦由人參、黃芪、白朮、當歸、川芎、肉桂、
   乾薑、羌活、獨活等配製而成的生髮精；

3. 提供如下食療方供參考：

（1）黃鱔氣血雙補湯

材料： 黃鱔1斤、黨參5錢、黃芪5錢、當歸5錢、生薑3錢、
料酒和生抽各適量。

製法： 1. 去除黃鱔頭、尾和內臟，洗淨，起骨，骨切成段，
肉切成片，備用。

2. 黨參、黃芪、當歸、生薑洗淨切片，備用。

3. 將黃鱔骨、黨參、黃芪、當歸、生薑全部裝入藥袋，
縛好袋口，放入砂鍋中，加清水8碗，以中慢火煎
煮1小時，剩湯約4碗，將黃鱔肉片、適量生抽和
料酒混合後一起放進砂鍋中再武火煮5分鐘至黃鱔
熟透，熄火取去藥袋，去除浮於上面的泡沫雜質和
油脂後裝碗上桌。

（2）歸參雞糯米飯

材料： 當歸6錢、黨參1兩、雞肉半斤、糯米10兩，生薑絲、
麻油、料酒、醬油各適量。

製法： 1. 當歸、黨參洗淨切片，放瓦煲中，加清水3碗半中
慢火煎取濃汁1碗，備用。

2. 糯米洗淨，放鍋中，加入當歸、黨參濃汁，再加適
量清水煮成糯米飯（也可隔水將糯米蒸熟成糯米
飯，或用電飯煲將糯米煲成糯米飯）。

3. 雞肉去皮和脂肪，洗淨，切成薄片。

4. 鍋燒熱，加入適量麻油，油熱加入薑絲炒香，再放
入雞肉片、料酒和醬油稍炒一下，然後再加適量清
水將雞肉煮至熟透。

5. 將熟雞肉與糯米飯混和成為歸參雞糯米飯。

（3）冬蟲夏草燉胎盤

材料：冬蟲夏草3錢、新鮮胎盤（或紫河車）1個、冰糖適量。

製法：1. 冬蟲夏草洗淨備用。

2. 新鮮胎盤洗淨，置大盆中，加清水漂12小時，經常換水，漂12小時後將胎盤撈起瀝乾，放入開水中氽一下，瀝乾水分後切塊備用。

3. 將冬蟲夏草、胎盤、適量冰糖置燉盅中，加適量清水，隔水燉2小時。

服用方法：分次作點心，飲湯，吃冬蟲夏草和胎盤。

（4）五精酒

材料：黃精6兩、枸杞子6兩、天門冬4兩、松葉6兩、白朮5兩、白酒6斤。

製法：1. 黃精、枸杞子、天門冬、松葉、白朮分別洗淨、晾乾備用。

2. 將洗淨晾乾的黃精、枸杞子、天門冬、松葉、白朮放置瓷瓶內，加入白酒，密封瓶口，放溫暖處。

3. 上述五精酒泡浸30天，藥性釋，去諸藥渣，濾取藥酒，分瓶盛。

服用方法：每日一次，每次半兩。

囑其遵醫囑服用藥物外，宜注意起居飲食，勞逸結合，適量運動如慢步跑或打太極拳等以鍛鍊身體，增強體質。

羅先生經治療後，身體健康情況漸漸好轉，頭髮生長情況也漸漸改善，1997年8月26日，羅先生經治療2年後覆診，面色紅潤，精神飽滿，頭髮烏黑，生長情況恢復正常（詳見第114頁圖5治療後照片），身體健康，飲食、睡眠、二便正常。

臨床療效判斷：痊癒。

例　二：　麥××，女性，35歲，1993年11月12日初診。

主　訴：　成片頭髮脫落3個多月。

現病史：　自訴於3個多月前發現頭頂部偏右後方有一直徑約1厘米的全脫髮區，局部皮膚沒有紅腫、疼痛或瘙癢等自覺症狀；隨即於市面自購內服生髮丸和外用生髮水治療，但無效；隨後又到護髮中心做焗頭護髮治療，也都無效。除脫髮區漸漸擴大至直徑約4厘米外（詳見本頁圖6治療前照片），還發現二處新的全脫髮區，其中一處於左耳上方，直徑約2厘米，另一處於左額角上方，直徑約1厘米，憂心忡忡而來就醫。

既往史：　生育二子女，產後身體越來越虛弱，加之工作及精神壓力大，常有胃痛發作，胃納差，腹脹，便溏，疲倦乏力，腰痠背痛，夜尿二次，睡眠欠佳，精神不振，經期錯亂，經量少，色淡。

家族史：　無特殊。

圖6　氣血兩虛脫髮女士治療前後照片

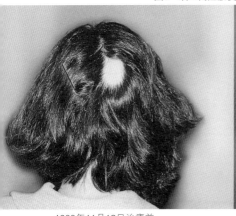
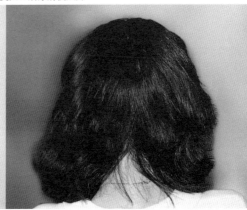

1993年11月12日治療前　　　　　　　　　　1994年5月16日治療半年多後

檢　查： 全頭共有三處全脫髮區，其中以頭頂偏右後方的脫髮區為最大，直徑達4厘米，其他二處直徑分別約為2厘米和1厘米，脫髮區皮膚顏色蒼白，全頭頭髮稍乾枯，輕度用力梳摸頭髮3次見3根衰老頭髮脫落，脫落頭髮毛乳頭萎縮，頭皮油脂分泌少，有少許頭皮屑，面色蒼白，較消瘦，唇色偏淡，舌質偏淡，舌略胖，舌邊有齒印，舌苔薄白，脈沉細。

臨床診斷： 脾腎陽虛，氣血兩虛脫髮。

治療原則： 健脾補腎，溫養氣血，固本培元以養髮生髮。

治療方藥及醫囑： 1. 內服參茸固本丸，每日二次，每次2錢，分別於上、下午半空腹溫開水送服；

2. 外擦由人參、黃芪、肉桂、當歸、川芎、乾薑、羌活、獨活等配製而成的生髮精；

3. 提供如下食療方供參考。

(1) 黃鱔氣血雙補湯

材料： 黃鱔1斤、黨參5錢、黃芪5錢、當歸5錢、生薑3錢、料酒和生抽各適量。

製法： 1. 去除黃鱔頭、尾和內臟，洗淨，起骨，骨切成段，肉切成片，備用。

2. 黨參、黃芪、當歸、生薑洗淨切片，備用。

3. 將黃鱔骨、黨參、黃芪、當歸、生薑全部裝入藥袋，縛好袋口，放入砂鍋中，加清水8碗，以中慢火煎煮1小時，剩湯約4碗，將黃鱔肉片、適量生抽和料酒混合後一起放進砂鍋中再武火煮5分鐘至黃鱔熟透，熄火取去藥袋，去除浮於上面的泡沫雜質和油脂後裝碗上桌。

（2）人參鹿肉湯

　　材料： 人參3錢、鹿肉半斤、生薑、生抽和料酒各適量。

　　製法： 1. 人參洗淨，浸軟，切成薄片備用。

　　　　　　2. 鹿肉除筋膜、脂肪，洗淨，切成薄片備用。

　　　　　　3. 生薑洗淨，切成絲備用。

　　　　　　4. 人參放瓦煲中，加清水7碗，中慢火煲半小時。將鹿肉片、生薑絲與適量生抽、料酒混合後放入瓦煲再煲10分鐘至鹿肉熟透，去除浮於上面的泡沫、雜質和油脂後裝碗上桌。

　　服用方法： 飲湯，吃鹿肉和人參。

（3）歸參雞糯米飯

　　材料： 當歸6錢、黨參1兩、雞肉半斤、糯米10兩，生薑絲、麻油、料酒、醬油各適量。

　　製法： 1. 當歸、黨參洗淨切片，放瓦煲中，加清水3碗半中慢火煎取濃汁1碗，備用。

　　　　　　2. 糯米洗淨，放鍋中，加入當歸、黨參濃汁，再加適量清水煮成糯米飯（也可隔水將糯米蒸熟成糯米飯，或用電飯煲將糯米煲成糯米飯）。

　　　　　　3. 雞肉去皮和脂肪，洗淨，切成薄片。

　　　　　　4. 鍋燒熱，加入適量麻油，油熱加入薑絲炒香，再放入雞肉片、料酒和醬油稍炒一下，然後再加適量清水將雞肉煮至熟透。

　　　　　　5. 將熟雞肉與糯米飯混和成為歸參雞糯米飯。

（4）冬蟲夏草燉胎盤

　　材料： 冬蟲夏草3錢、新鮮胎盤(或紫河車)1個、冰糖適量。

　　製法： 1. 冬蟲夏草洗淨備用。

　　　　　　2. 新鮮胎盤洗淨，置大盆中，加清水漂12小時，經

常換水，漂12小時後將胎盤撈起瀝乾，放入開水中汆一下，瀝乾水分後切塊備用。

3. 將冬蟲夏草、胎盤、適量冰糖置燉盅中，加適量清水，隔水燉2小時。

服用方法：分次作點心，飲湯，吃冬蟲夏草和胎盤。

囑其遵醫囑服用藥物外，宜注意起居、作息和飲食，減少精神和工作壓力，適量運動如打太極拳、慢步跑、游水等以鍛鍊身體，增強體質。

麥女士遵醫囑治療後，身體健康情況日漸改善，飲食、睡眠、二便也漸正常，面色漸漸較為紅潤，經期正常，治療1個多月後脫髮區漸漸長出幼髮，治療3個月，脫髮區頭髮基本已全長出。

1994年5月16日，麥女士經治療半年後覆診，全頭頭髮生長情況正常（詳見第117頁圖6治療後照片），自訴身體健康，精神佳，飲食、睡眠、二便正常。

臨床療效判斷：痊癒。

5 小議

治病求本為中醫治療脫髮的其中一項原則，上述二例脫髮症的臨床表現雖有不同，唯其病機病理均為脾腎虧虛，氣血不足，髮失濡養而脫落，均**以參茸固本丸健脾補腎，溫養氣血**而獲得顯著療效——不僅頭髮生長情況恢復正常，而且身體健康情況也大為改善。由此可見，治療脫髮的意義不僅在於使患者重生亮麗頭髮以恢復端莊的儀容，更重要的是治療求本，針對病因，根治病源，辨證論治，對症下藥，內服治本，輔以外用，內外結合，標本同治，使患者身心恢復健康。

〔註一〕　詳見陳可冀、李春生主編《新編抗衰老中藥學》，人民衛生出版社出版，1998年4月第1版第1次印刷第437至438頁。

〔註二〕　詳見黃泰康主編《常用中藥成分與藥理手冊》，中國醫藥科技出版社出版，1994年4月第1版第1次印刷第68至69頁。

〔註三〕　詳見黃泰康主編《常用中藥成分與藥理手冊》，中國醫藥科技出版社出版，1994年4月第1版第1次印刷第1618頁。

〔註四〕　詳見黃泰康主編《常用中藥成分與藥理手冊》，中國醫藥科技出版社出版，1994年4月第1版第1次印刷第740頁。

〔註五〕　詳見陳可冀、李春生主編《新編抗衰老中藥學》，人民衛生出版社出版，1998年4月第1版第1次印刷第570頁。

〔註六〕　詳見黃泰康主編《常用中藥成分與藥理手冊》，中國醫藥科技出版社出版，1994年4月第1版第1次印刷第1386至1388頁。

〔註七〕　詳見陳可冀、李春生主編《新編抗衰老中藥學》，人民衛生出版社出版，1998年4月第1版第1次印刷第240頁。

〔註八〕　詳見黃泰康主編《常用中藥成分與藥理手冊》，中國醫藥科技出版社出版，1994年4月第1版第1次印刷第1139頁。

〔註九〕　詳見黃泰康主編《常用中藥成分與藥理手冊》，中國醫藥科技出版社出版，1994年4月第1版第1次印刷第1397頁。

〔註十〕　詳見黃泰康主編《常用中藥成分與藥理手冊》，中國醫藥科技出版社出版，1994年4月第1版第1次印刷第865頁。

〔註十一〕詳見黃泰康主編《常用中藥成分與藥理手冊》，中國醫藥科技出版社出版，1994年4月第1版第1次印刷第1105頁。

〔註十二〕詳見陳可冀，李春生主編《新編抗衰老中藥學》，人民衛生出版社出版，1998年4月第1版第1次印刷第376頁。

〔註十三〕詳見陳可冀、李春生主編《新編抗衰老中藥學》，人民衛生出版社出版，1998年4月第1版第1次印刷第521頁。

〔註十四〕詳見黃泰康主編《常用中藥成分與藥理手冊》，中國醫藥科技出版社出版，1994年4月第1版第1次印刷第1564頁。

〔註十五〕詳見陳可冀、李春生主編《新編抗衰老中藥學》，人民衛生出版社出版，1998年4月第1版第1次印刷第473頁。

〔註十六〕詳見黃泰康主編《常用中藥成分與藥理手冊》，中國醫藥科技出版社出版，1994年4月第1版第1次印刷第835頁。

〔註十七〕詳見黃泰康主編《常用中藥成分與藥理手冊》，中國醫藥科技出版社出版，1994年4月第1版第1次印刷第542頁。

〔註十八〕詳見翁維良、房書亭主編《臨床中藥學》，河南科學技術出版社出版，2001年1月第1版第2次印刷第1214頁。

第四節 心脾兩虛脫髮證治

1 病因和臨床見證

本證病因可為先天稟賦不足，自幼心脾兩虛，也可因後天失養，憂思過度，損傷心脾，或因病失治誤治，損及心脾，或酒食無度，損脾傷心致氣血暗耗，髮失濡養而枯槁脫落。

臨床見證頭髮乾枯萎黃容易脫落，面色萎黃無華，精神不振，四肢怠倦，氣短乏力，心悸不安，夜睡不寧，失眠多夢，頭暈健忘，食少納呆，腹脹便溏，舌質淡，舌苔薄白，脈細弱。

2 治療原則

健脾養心，滋補氣血，固本培元以養髮生髮。

3 治療方藥

主方 歸脾丸

【方劑來源】

歸脾丸原自宋《濟生方》。

【方劑組成】

歸脾丸由人參10兩、白朮10兩、黃芪10兩、茯神10兩、龍眼肉10兩、酸棗仁10兩、木香10兩、炙甘草5兩、生薑5兩、大棗5兩等十味藥精製成丸，每日服2至3次，每次服2至3錢，溫開水送服。

【藥理作用】

人參、白朮、茯神（同茯苓）已於本章第三節論述，生薑、大棗也於本章第二節論述而從略。

1. 黃芪

黃芪為豆科植物蒙古黃芪 *Astragalus membranaceus* (Fisch.) Bge. var.mongholicus (Bge.) Hsiao 或膜莢黃芪 *Astragalus membranacers* (Fisch.) Bge. 的乾燥根。

根據中醫藥學，黃芪性味甘、溫；歸肺、脾二經；功效補肺固表、利尿、托毒、排膿、斂瘡生肌；《神農本草經》列為上品，記載：「主癰疽久敗創，排膿止痛，大風，癩疾，五痔鼠瘻補虛，小兒百病。」常用量1錢5分至3錢；外有表邪，內有積滯或陽盛陰虛及痘瘡血分熱者禁忌。

根據現代藥理研究，黃芪含單糖、多糖、皂甙、黃酮、氨基酸、蛋白質、核黃素、葉酸、維生素P、有機酸、香豆素、β-穀甾醇、胡蘿蔔甙、羽扇豆醇、正十八醇、膽鹼、甜菜鹼和微量元素硒、硅、鋅、鈷、銅、鉬等物質，具有如下七方面的藥理作用：

❶ **保護和促進骨髓造血功能**

黃芪可顯著促進骨髓造血細胞DNA合成，加快有核細胞分裂過程；促進RNA及蛋白質合成，增強細胞代謝，延長細胞壽命，推遲老化[註一]；黃芪對實驗性失血動物具有補氣補血的作用；對^{60}Coγ射線照射實驗動物的骨髓具有保護作用，能促進白血球、血小板、網織紅血球和巨核細胞明顯回升的作用[註二]。

❷ **增強免疫功能**

黃芪對體液免疫和細胞免疫均有作用，黃芪能增強單核巨噬細胞的吞噬活性，加速淋巴細胞轉化，增強T淋巴細胞功能，增強自然殺傷細胞（NK）活性，增強細胞免疫功能；黃芪有促進

誘生及自身誘生干擾素能力，對慢性支氣管炎病人有升高 IgM、IgG、IgA 的作用；黃芪還具有抑制自身抗體引起的免疫性疾病；黃芪多糖有促進補體恢復，促進中性的白血球吞噬率提高和恢復功能的作用（同上註二第 405 至 406 頁）。

❸ **對腎臟的作用**

動物實驗顯示，黃芪能顯著減少實驗動物尿中蛋白量，使腎臟病變減輕；黃芪在人體試驗顯示有中等利尿作用；可增加尿量和氯化物的排出；黃芪對不同類型腎炎有不同的療效，並通過不同的機制發揮作用（同上註一第 1577 頁）。

❹ **保護肝臟的作用**

動物實驗顯示，黃芪有防止肝糖原減少和保護肝臟的作用（同上註一第 1577 頁）。

❺ **對心血管系統的作用**

動物實驗顯示，黃芪對自發性高血壓大鼠有多方面作用，使其許多指標趨於正常水平；黃芪皂甙通過 Na-K-ATP 酶實現強心作用；臨床上，病毒性心肌炎患者，口服黃芪能改善心功能狀態（同上註一第 1577 頁）。

❻ **抗菌抗病毒作用**

黃芪在體外對志賀氏痢疾桿菌、炭疽桿菌、α-溶血鏈球菌、β-溶血鏈球菌、白喉桿菌、假白喉桿菌、肺炎雙球菌、金黃色葡萄球菌、檸檬色葡萄球菌、白色葡萄球菌和桿草桿菌等有抗菌作用；黃芪具有延長細胞的體外生命壽命，抑制病毒繁殖，降低病毒對細胞的致病作用（同上註二第 406 至 407 頁）。

❼ **抗氧化和抗衰老作用**

黃芪能提高機體抗氧化酶含量和抗氧化劑活力，降低血清脂褐質的含量，具有明顯的抗氧化作用，加之黃芪具有延長細胞壽命，提高免疫力等作用，故顯示黃芪具有抗衰老的作用（同上註一第 1578 頁）。

2. 龍眼肉

龍眼肉為無患子科植物龍眼 *Dimocarpus longan* Lour. 的乾燥假種皮。

根據中醫藥學，龍眼肉性味甘、溫；歸心、脾二經；功效補益心脾，養血安神；《神農本草經》列為上品，記載「久服強魂聰明，輕身不老，通神明。」常用量1錢至3錢；外有感冒，內有痰火及濕滯痰飲者忌服。

根據現代藥理研究，龍眼肉含蛋白質、氨基酸、脂肪、碳水化合物、粗纖維、灰分、硫胺素、核黃素、菸酸、抗壞血酸、磷脂、礦物元素鉀、鈉、鎂、磷、鈣、鐵等物質；具有抗氧化、增強免疫功能，降低血脂，增加冠狀動脈血流量，增強體質，增強對低溫、高溫和缺氧的耐受性，龍眼肉對癌細胞也有一定的抑制作用〔註三〕。

3. 酸棗仁

酸棗仁為鼠李科植物酸棗 *Zigiphus jujuba* mill var. spinasa (Bunge) Hu ex H.F.chou 的乾燥成熟種子。

根據中醫藥學，酸棗仁性味甘、酸、平；歸肝、膽、心三經；功效補肝寧心，斂汗生津；《神農本草經》列為上品，記載：「久服安五臟，輕身延年。」常用量1錢5分至3錢；有實邪鬱火或滑泄者慎用。

根據現代藥理研究，酸棗仁含脂肪油、蛋白質、甾醇、三萜類化合物、酸棗仁貳、黃酮貳、胡蘿蔔貳、維生素C、氨基酸和礦物元素鉀、鈉、鈣、鋅、鐵、銅、錳等物質，具有如下六方面的藥理作用：

❶ **對中樞神經系統的作用**

酸棗仁能顯著減少腦組織的氧耗量，具有鎮靜、催眠、改善

智能，提高學習和記憶功能的作用[註四]。

❷ 對心血管系統的作用

酸棗仁具有強心，加強心肌收縮力，減慢心率，對抗心律失常，提高心肌對缺氧、缺糖的耐受性和擴張微血管、降低血壓的作用（同上註四第426頁）。

❸ 提高抗缺氧能力

動物實驗顯示，酸棗仁具有提高實驗動物在減壓和常壓情況下耐缺氧的能力和存活率；一般認為，酸棗仁對缺氧的保護作用，可能與酸棗仁總皂貳的抗血栓聚集和減少血栓素 B_2 生成有關（同上註四第427頁）。

❹ 增強免疫功能

酸棗仁及酸棗仁多糖均有增強體液免疫和細胞免疫的功能（同上註四第427頁）。

❺ 血脂，對抗動脈粥樣硬化

酸棗仁果肉和酸棗仁總皂貳具有降低總膽固醇、三酸甘油酯、低密度脂蛋白膽固醇和升高高密度蛋白膽固醇以對抗動脈粥樣硬化的作用（同上註四第426至427頁）。

❻ 抗放射作用

酸棗仁對放射性的損傷具有一定的保護作用[註五]。

4. 木香

木香為菊科植物木香 *Aucklandia Lappa Decene.* 的乾燥根。

根據中醫藥學，木香性味辛、苦、溫；歸肺、肝、脾三經；功效健脾和胃，疏肝解鬱，調氣止痛，安胎；《神農本草經》列為上品；常用量5分至1錢5分；陰虛津傷者忌用。

根據現代藥理研究，木香含木香內酯，二氫木香內酯，12-甲氧基二氫木香內酯，α- 及 β- 木香烯，α- 木香酸，α- 木香醇

等揮發油成分以及木香鹼、菊糖、甾醇等物質，具有如下四方面的藥理作用：

❶ **對呼吸系統的作用**

　　動物實驗顯示，木香水提液、醇提液、揮發油和總生物鹼對實驗動物均能對抗組胺及乙酰膽鹼引起的氣管和支氣管的致痙作用；對吸入致死量組胺或乙酰膽鹼氣霧劑的實驗動物有保護作用，可延長致喘潛伏期和降低死亡率[註六]。

❷ **對腸道的作用**

　　木香水提液、揮發油和總生物鹼均有對抗腸肌痙攣的作用（同上註六第509至510頁）。

❸ **對心血管系統的作用**

　　木香揮發油具有擴張血管、抑制心臟和降低血壓的作用（同上註六第510頁）。

❹ **抗菌作用**

　　木香揮發油能抑制鏈球菌、金黃色葡萄球菌、白色葡萄球菌的生長（同上註六第510頁）。

5. 甘草

　　甘草為豆科植物甘草 *Glycyrrhiga uralensis* Fisch、脹果甘草 *Glycyrrhiga inflata* Bat 或光果甘草 *Glycyrrhiga glabra* L. 的乾燥根或根莖。

　　根據中醫藥學，甘草性味甘、平；歸心、肺、脾、胃諸經；功效補脾益氣，清熱解毒，祛痰止咳，緩急止痛，調和諸藥；《神農本草經》列為上品；記載「主五臟六腑寒熱邪氣，堅筋骨，長肌肉，倍力，金創尰，解毒。久服輕身延年。」常用量5分至3錢；脾胃有濕，中滿嘔噁者忌用；反大戟，芫花，甘遂，海藻。

根據現代藥理研究，甘草含甘草甜素，甘草次酸，甘草素，甘草皂甙，甘草甙，甘草甙原，甘草酮，還原糖，澱粉，膠質，Fm100和Lx等化學物質，具有如下六方面的藥理作用：

❶ 腎上腺皮質激素樣作用

甘草浸膏、甘草甜素、甘草粉均有去氧皮質酮樣作用[註七]。

❷ 抗炎和抗變態反應作用

甘草次酸對炎症有一定的抑制作用，其作用較可的松弱；甘草酸，甘草次酸和甘草多糖可顯著降低青霉噻唑引起的過敏性休克的發生率和死亡率；Lx具有抑制組胺合成的作用，也有抑制抗體產生的能力（同上註七第410頁）。

❸ 對消化系統的作用

甘草製劑能抑制胃酸分泌，吸附胃酸，降低胃酸酸度及胃蛋白酶活性，對實驗性潰瘍有明顯抑制作用，對腸管痙攣有抑制作用，能減輕四氯化碳所致肝臟變性和壞死；甘草甜素有抗脂肪肝的作用（同上註七第410頁）。

❹ 解毒作用

甘草有沉澱生物鹼及藥用碳樣吸附解毒作用；甘草煎劑和甘草酸均能顯著降低士的寧、組織胺、水合氯醛、烏拉坦、苯、砷、蛇毒、白喉毒素、破傷風毒素等的毒性；甘草甜素對蛇毒、河豚毒有解毒作用；甘草製劑配合喜樹鹼、農吉利鹼應用，可降低其毒性；甘草甜素對四氯化碳引致的實驗性肝炎有保護作用；甘草對可卡因有解毒作用（同上註七第410頁）。

❺ 抗病毒作用

甘草甜素可抗愛滋病毒、帶狀疱疹病毒、巨細胞病毒，可使HBeAg陽性轉陰（同上註七第410至412頁）；甘草多糖對水性口炎病毒、腺病毒3型，單純疱疹病毒Ⅰ型，牛痘病毒等有明顯抑制作用[註八]。

⑥ 對聽力的影響

　　甘草次酸可提高實驗動物內耳聽覺功能，有使聽神經興奮性增高的作用（同上註七第411頁）。

【功效和方解】

　　歸脾湯功效益氣補血，健脾養心。方中人參大補元氣，補脾安神為君，黃芪甘溫，補氣固表，配伍白朮、茯苓、炙甘草共為加味四君子湯，主以補脾之氣，以達補氣生血之功，氣足則自能攝血，而血自歸經；龍眼肉、酸棗仁功在養心安神，使心血足，心血足則心能主血；木香理氣行滯為佐；生薑、大棗調補中焦為使，諸藥合用，共奏補氣生血，健脾養心之功；髮為血之餘，心主血，脾統血，氣血旺盛，髮得濡養則脫髮之症自癒。

【主治】

　　心脾兩虛，氣血不足引致之脫髮諸症。

【禁忌症】

　　外感發熱，胃腸濕熱腹瀉腹痛者均不宜。

【隨症加減】

1 若伴**脾虛夾濕生痰者**酌加陳皮、法夏、春砂仁、紫蘇子等以健脾祛濕除痰；
2 若伴**肝氣鬱結者**酌加柴胡、白芍、枳殼、佛手、素馨花等以疏肝解鬱；
3 若伴**胸痹者**酌加丹參，三七、琥珀、鬱金、雞血藤等以行氣活血除痹；

④ 若伴**腎陽虛腰膝痠軟者**酌加鹿茸、仙靈脾、巴戟天等以溫養腎陽；

⑤ 若伴**頭皮油脂分泌過多及頭癢者**酌加側柏葉、地膚子、蛇床子、陳皮等以減少頭油脂及止癢。

〔附註〕《婦人良方》中之同名歸脾湯除上述十味中藥外，尚加入當歸和遠志。

4 醫案選錄

例 一： 韓××，男性，32歲，1999年6月12日初診。

主 訴： 頭髮枯黃脫落及日漸稀少5年。

現病史： 自訴平素身體較虛弱，精神不振，體力差，稍事活動即感心跳氣促不適而需停下休息，胃納差，多吃一點則腹脹難受，畏寒怕冷，面色萎黃，經常口舌生瘡，自青春期至今10餘年，頭油脂分泌較多伴頭癢，面油脂分泌較多伴生暗瘡，近5年來頭髮枯黃，脫髮明顯較以前增多，每天脫髮大約100根，頭頂頭髮日漸稀

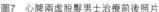

圖7 心脾兩虛脫髮男士治療前後照片

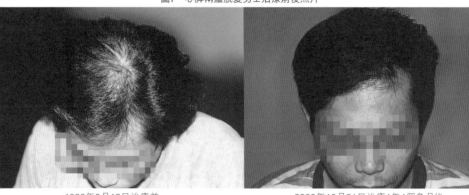

1999年6月12日治療前　　　　　　　　2000年10月21日治療1年4個多月後

少和幼小，曾先後自購市售內服和外用生髮藥治療，也曾看過中醫和西醫，感覺各種治療都有些療效，都使脫髮有所減少，唯頭頂大片頭髮仍日益枯槁、幼小和稀少，現每天脫髮逾100根，頭頂頭髮呈半禿狀態來診（詳見第130頁圖7治療前照片）。

既往史： 除上述病史外，無特殊可錄。

家族史： 父親30歲左右開始脫髮，50歲時頭頂大片頭髮已全脫光。

檢　查： 頭髮枯槁，頭頂大片頭髮稀少、幼小呈半禿狀態，輕度用力梳摸頭髮3次見8根頭髮脫落，其中1根為衰老頭髮，7根為中幼髮，脫落頭髮毛乳頭萎縮，頭皮油脂分泌稍多，有少許頭皮屑，面色萎黃，面油脂分泌稍多，有少許暗瘡，唇色偏淡，舌質偏淡，舌苔薄白，脈沉細數。

臨床診斷： 心脾氣血虧虛脫髮。

治療原則： 健脾養心，滋補氣血，固本培元以養髮生髮。

治療方藥及醫囑： 1. 每日上、下午半空腹溫開水送服歸脾丸2錢；
2. 外擦由人參、黃芪、肉桂、當歸、川芎、乾薑、羌活等配製而成的生髮精；
3. 提供如下食療方供參考。

（1）黃鱔氣血雙補湯

　　材料： 黃鱔1斤、黨參5錢、黃芪5錢、當歸5錢、生薑3錢、料酒和生抽各適量。

　　製法： 1. 去除黃鱔頭、尾和內臟，洗淨，起骨，骨切成段，肉切成片，備用。
2. 黨參、黃芪當歸、生薑洗淨切片，備用。

3. 將黃鱔骨、黨參、黃芪、當歸、生薑全部裝入藥袋，縛好袋口，放入砂鍋中，加清水8碗，以中慢火煎煮1小時，剩湯約4碗，將黃鱔肉片、適量生抽和料酒混合後一起放進砂鍋中再武火煮5分鐘至黃鱔熟透，熄火取去藥袋，去除浮於上面的泡沫雜質和油脂後裝碗上桌。

（2）人參鹿肉湯

材料： 人參3錢、鹿肉半斤、生薑、生抽和料酒各適量。

製法： 1. 人參洗淨，浸軟，切成薄片備用。

2. 鹿肉除筋膜、脂肪，洗淨，切成薄片備用。

3. 生薑洗淨，切成絲備用。

4. 人參放瓦煲中，加清水7碗，中慢火煲半小時。將鹿肉片、生薑絲與適量生抽、料酒混合後放入瓦煲再煲10分鐘至鹿肉熟透，去除浮於上面的泡沫、雜質和油脂後裝碗上桌。

服用方法： 飲湯，吃鹿肉和人參。

（3）靈芝茶

材料： 靈芝3錢、茶葉1錢。

製法： 1. 靈芝切成薄片，備用。

2. 將靈芝和茶葉一起裝於茶壺中，用沸水沖泡。或將靈芝和茶葉一起加適量清水煮沸片刻。

服用方法： 當茶飲，每日一劑。

囑其遵醫囑內服和外用藥物外，日常宜注意起居、飲食和作息，並結合自己身體實際情況，適量做些帶氧運動如打太極拳、游水或慢步跑等以鍛鍊身體，增強體質。

韓先生經治半個月後，身體健康情況顯著改善，連續行街3個多小時沒有心跳氣促現象，也不感疲勞，精神好，食量增加，消化力增強，沒有腹脹，脫髮明顯減少，每天脫髮少於50根，口舌沒有再生瘡，頭油脂，面油脂分泌大致正常，暗瘡減少，睡眠、二便均正常；治療1個月後，頭髮生長情況改善，髮質較有光澤柔順，且可見少許新生幼髮，身體健康情況繼續改善，面色也漸漸較有光澤，治療3個月後，頭髮生長情況明顯改善，身體健康無不適，治療用藥量減少一半，即每日僅內服歸脾丸1次2錢，外用藥量也相應減少；治療9個月後身體健康，頭髮生長情況繼續改善，用藥量再次減少為每日只服歸脾丸1錢，外用藥量也再次相應減少。

　　2000年10月21日韓先生經治療1年4個多月後覆診，全頭頭髮生長情況正常，髮色烏黑亮麗（詳見第130頁圖7治療後照片），髮質柔順有彈性，自訴每天脫髮少於30根，頭油脂分泌正常，無頭皮屑和無頭癢，面油脂分泌正常，沒有再生暗瘡，口舌也沒有再生瘡，精神佳，體力明顯較以前增強，中等運動量沒有心跳氣促現象，飲食、睡眠、二便均正常。

臨床檢查： 全頭頭髮粗壯、烏黑、亮麗，髮質柔順，除頭頂頭髮仍稍稀疏外，全頭頭髮均濃密，輕度用力梳摸頭髮3次未見頭髮脫落，頭皮油脂分泌正常，無頭皮屑，面色紅潤，面油脂分泌正常，沒有新生暗瘡，唇色淡紅，舌淡紅，脈緩稍沉，重按有力。

臨床療效判斷： 痊癒。

例　二： 金××，男性，25歲，2002年10月11日初診

主　訴： 慢性進行性脫髮伴頭髮日益稀少幼小5-6年。

現病史： 自訴自幼胃腸功能欠佳，大便溏泄每天3-4次，經常扭肚痛，稍吃寒涼食物即腹瀉，經常口舌生瘡伴心跳，青春期後頭油脂多，需天天用洗頭水洗頭2次，5-6年前(約20歲時)脫髮增多，每天脫落頭髮達100根以上，曾到護髮中心焗頭及自購市售生髮藥等治療均無效，除脫髮未被控制之外，頭頂大片頭髮日益稀少，幼小呈嚴重半禿狀態來診（詳見本頁圖8治療前照片）。

既往史： 除上述病史外，無特殊可錄。

家族史： 父親嚴重禿頭，50多歲已去世。

檢　查： 頭頂大片頭髮脫落、稀少、幼小，萎黃呈半禿狀態，輕度用力梳摸頭髮3次見4根頭髮脫落，其中1根為衰老頭髮，3根為中幼髮，脫落頭髮毛乳頭萎縮，頭皮油脂多，面色略蒼黃，唇色偏淡，舌淡紅，舌苔薄白，脈沉細略數。

臨床診斷： 心脾氣血虧虛脫髮。

治療原則： 補益心脾，滋養氣血，固本培元以護髮養髮。

圖8　心脾兩虛脫髮男士治療前後照片

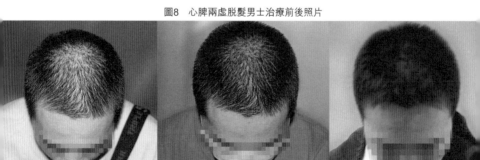

2002年10月11日治療前　　　　2003年5月6日治療6個月後　　　　2005年12月3日治療3年多後

治療方藥及醫囑： 1. 每日上、下午半空腹溫開水送服歸脾丸2錢；

2. 外擦由人參、黃芪、肉桂、當歸、川芎、乾薑、羌活等配製而成的生髮精；

3. 提供如下食療方供參考。

（1）黃鱔氣血雙補湯

　　材料： 黃鱔1斤、黨參5錢、黃芪5錢、當歸5錢、生薑3錢、料酒和生抽各適量。

　　製法： 1. 去除黃鱔頭、尾和內臟，洗淨，起骨，骨切成段，肉切成片，備用。

2. 黨參、黃芪當歸、生薑洗淨切片，備用。

3. 將黃鱔骨、黨參、黃芪、當歸、生薑全部裝入藥袋，縛好袋口，放入砂鍋中，加清水8碗，以中慢火煎煮1小時，剩湯約4碗，將黃鱔肉片、適量生抽和料酒混合後一起放進砂鍋中再武火煮5分鐘至黃鱔熟透，熄火取去藥袋，去除浮於上面的泡沫雜質和油脂後裝碗上桌。

（2）人參鹿肉湯

　　材料： 人參3錢、鹿肉半斤、生薑、生抽和料酒各適量。

　　製法： 1. 人參洗淨，浸軟，切成薄片備用。

2. 鹿肉除筋膜、脂肪，洗淨，切成薄片備用。

3. 生薑洗淨，切成絲備用。

4. 人參放瓦煲中，加清水7碗，中慢火煲半小時。將鹿肉片、生薑絲與適量生抽、料酒混合後放入瓦煲再煲10分鐘至鹿肉熟透，去除浮於上面的泡沫、雜質和油脂後裝碗上桌。

　　服用方法： 飲湯，吃鹿肉和人參。

（3）靈芝茶

材料： 靈芝3錢、茶葉1錢。

製法： 1. 靈芝切成薄片，備用。

2. 將靈芝和茶葉一起裝於茶壺中，用沸水沖泡。或將靈芝和茶葉一起加適量清水煮沸片刻。

服用方法： 當茶飲，每日一劑。

囑金先生依時服用上述藥物外，日常也宜注意起居飲食和作息，同時結合自己的實際情況，適量做些帶氧運動如慢步跑、游水或打太極等以鍛鍊身體，增強體質。

金先生經治療十多天後，脫髮明顯減少，由治療前每天脫髮超過100根減至每天約50至60根，身體健康情況改善，消化力增強，胃納正常，大便成形，日2次，沒有扭肚痛，口舌生瘡症狀消失，沒有心跳現象，治療1個多月後，頭髮生長情況改善，頭髮較粗黑及可見新生幼髮，身體健康無不適。

2003年5月6日金先生經治療半年多後覆診，除頭頂頭髮仍較稀疏幼小外，全頭頭髮生長情況正常，髮質粗黑亮麗（詳見第134頁圖8治療6個月後照片），面色紅潤，身體健康，飲食、睡眠、二便正常。

臨床檢查： 除頭頂頭髮較稀疏外，全頭頭髮生長情良好，髮質烏黑亮麗，輕度用力梳摸頭髮3次未見頭髮脫落，頭油脂分泌正常，面色紅潤，唇淡紅，舌質淡紅，舌苔薄白，脈緩，重按有力。

臨床療效判斷： 顯效。

後記： 金先生於2003年6月5日覆診後自行停藥約4個月，又於2003年10月6日再次來診，遵醫囑小量服用藥物至今，頭髮生長情況良好（詳見第134頁圖8之治療3年多後照片），身體健康，飲食、睡眠、二便正常。

5 小議

經曰：髮為血之餘；又曰：心為五臟六腑之大主，主神明，主血；脾為後天之本，生化之源，統血。

根據筆者數十年臨床所見，心脾虧虛引致之脫髮病症誠為臨床常見的脫髮類型之一，而且，在現代都會，人們飽受精神壓力和飲食多肥甘厚味，心脾虧虛引致之脫髮症有日漸增多之趨勢。

歸脾湯（歸脾丸）為中醫十大名方之一，主治心脾兩虛，氣血不足諸症，方劑自宋至今歷數百載，臨床應用日益廣泛；據報道，運用歸脾湯治療的疾病達數十種。例如，內科疾病之高血壓、冠心病心絞痛、心律失常、血小板減少性紫癜、貧血、消化性潰瘍、上消化道出血、慢性非特異性腸炎、乙型肝炎、神經官能症、陣發性睡眠性血紅蛋白尿、蠶豆病、緘默症、震顫、自汗盜汗、單純性血尿、內傷發熱、特發性水腫、美尼爾氏綜合症、甲狀腺功能亢進伴貧血、老年原發性肺癌，婦科疾病之更年期綜合症、功能失調性子宮出血病、閉經、經行吐衄、經行頭痛、產後失音、帶下病，兒科疾病之心臟神經官能症、小兒盜汗、五官科疾病之中心性視網膜炎、糖尿病性視網膜病變，皮膚科疾病之皮膚瘙癢性疾病、紅斑狼瘡、脫髮等等[註九]。

1985年，有學者報道以歸脾湯加減治療包括斑禿、全禿和脂溢性脫髮在內的脫髮患者30例，結果治癒16例，有效10例，無效4例，總有效率達86.67%[註十]。

多年來，筆者以歸脾湯為主方治療臨床辨證為心脾兩虛之脫髮患者，如上述兩醫案，除病理性脫髮現象被控制，頭髮生長情況良好外，患者身體健康情況也顯著改善。歸脾湯誠為治療心脾虧虛引致脫髮諸症之治本良方，其為中醫十大名方實至名歸。

〔註一〕　詳見黃泰康主編《常用中藥成分與藥理手冊》，中國醫藥科技出版社出版，1997年4月第1版第1次印刷第1576至1577頁。

〔註二〕　詳見陳可冀、李春生主編《新編抗衰老中藥學》，人民衛生出版社出版，1998年4月第1版第1次印刷第406頁。

〔註三〕　詳見陳可冀、李春生主編《新編抗衰老中藥學》，人民衛生出版社出版，1998年4月第1版第1次印刷第498至499頁。

〔註四〕　詳見陳可冀、李春生主編《新編抗衰老中藥學》，人民衛生出版社出版，1998年4月第1版第1次印刷第426頁。

〔註五〕　詳見翁維良、方書亭主編《臨床中藥學》，河南科學技術出版社出版，2001年1月第1版第2次印刷等1040頁。

〔註六〕　詳見黃泰康主編《常用中藥成分與藥理手冊》，中國醫藥科技出版社出版，1997年4月第1版第1次印刷第509頁。

〔註七〕　詳見陳可冀、李春生主編《新編抗衰老中藥學》，人民衛生出版社出版，1998年4月第1版第1次印刷第410頁。

〔註八〕　詳見黃泰康主編《常用中藥成分與藥理手冊》，中國醫藥科技出版社出版，1997年4月第1版第1次印刷第676至677頁。

〔註九〕　詳見王平主編《中醫十大名方‧歸脾湯》，中國中醫藥出版社出版，1998年3月第1版第1次印刷第41至110頁。

〔註十〕　詳見裘沛然主編《中醫歷代名方集成》，上海辭書出版社出版，1994年3月第1版第1次印刷第56頁。

心腎虧虛脫髮白髮證治

1 病因和臨床見證

　　本證病因可為先天稟賦不足，受孕時親代心腎虧虛傳予子代，也可因後天失養，虛勞房勞，尤以房事不節，醉而入房致腎精虧耗，損傷元陰元陽，或因思慮過度，七情內傷致心血暗耗，髮失濡養而枯槁、變白和容易脫落。

　　臨床見證除頭髮枯槁、變白和容易脫落之外，尚有心腎虧虛之臨床表現如驚悸、怔忡、心煩、失眠、盜汗、目暗、耳鳴、腰痠背痛、足萎無力、食慾尚可或欠佳，大便正常或秘結、或溏泄、男子可伴遺精、滑精、陽萎及無子，女子可伴宮冷、月經失調及不孕，舌質淡紅或稍紅，舌苔少，色白，脈細數。

2 治療原則

　　補腎生精益血，養心降火寧神，固本培元以養髮生髮。

3 治療方藥

主方　古庵心腎丸

【方劑來源】

　　古庵心腎丸源自《清太醫院配方》。

【方劑組成】

古庵心腎丸由生地4兩、熟地4兩、山萸肉4兩、山藥4兩、丹皮3兩、茯苓3兩、澤瀉3兩、當歸3兩、黃柏1兩、杞子1兩、龜板1兩、牛膝1兩、甘草1兩、鹿茸5錢、黃連5錢等十五味藥組成，精製成小丸，每日服2次，每次服1錢5分，溫開水送服。

【藥理作用】

生地、熟地、丹皮已於本章第一節論述，茯苓、當歸、鹿茸於本章第三節論述，甘草於本章第四節論述而從略。

1. 山萸肉

山萸肉為山茱萸科植物山茱萸 *Coruns officinal* Sieb. et Zucc. 的乾燥成熟果肉。

根據中醫藥學，山萸肉性味酸、微溫；歸肝、腎二經；功效補肝腎，澀精氣、固虛脫；《神農本草經》記載：「山茱萸，久服輕身。」常用量2錢至3錢；凡命門火熾，強陽不萎，素有濕熱，小便淋澀者忌服。

根據現代藥理研究，山萸肉含山萸肉貳、山萸肉新貳、皂貳、鞣質、熊果酸、沒食子酸、齊墩果酸、酒石酸、馬前素及其衍生物、維生素A、山萸肉糖等物質，具有如下七方面的藥理作用：

❶ 抗氧化作用

實驗顯示，山萸肉具有明顯抑制過氧化脂質生成的作用[註一]。

❷ 抗衰老作用

動物實驗顯示，山萸肉能明顯增強實驗動物體力，有抗疲勞、耐缺氧和增強記憶力的作用（同上註一第487頁）。

❸ 調節免疫功能作用

動物實驗顯示，山萸肉能顯著促進實驗動物抗原結合細胞數

目增加，提高血清IgG含量；山萸肉總甙能抑制免疫反應，具有調節免疫功能的作用[註二]。

❹ **降血糖作用**

山萸肉能降低正常動物的血糖和降低由四氧嘧啶引致的高血糖（同上註一第487頁）。

❺ **降低血脂和抗凝作用**

動物實驗顯示，山萸肉具有降低血脂、抑制血小板聚集和抗血栓形成的作用（同上註一第487頁）。

❻ **抗休克作用**

動物實驗顯示，山萸肉具有顯著延長實驗動物晚期失血性休克的血壓下降和延長其生存時間（同上註一第487頁）。

❼ **抑制炎症反應作用**

山萸肉能抑制毛細血管通透性增加，抑制炎症反應（同上註二第374頁）。

2. 山藥

山藥為薯蕷科植物薯蕷*Dioscdrea opposta* Thumb.的乾燥根莖。

根據中醫藥學，山藥性味甘、平；歸脾、肺、腎三經；功效補脾養胃，生精澀精；《神農本草經》列為上品，記載：「補中益氣力，長肌肉。久服耳目聰明，輕身不饑延年。」常用量3錢至6錢；炎症腹瀉者忌服，脾虛腹脹滿及大便乾結者慎服。

根據現代藥理研究，山藥含薯蕷皂甙、麥角甾醇、菜油甾醇、穀甾醇、黏液質、澱粉酶、膽鹼、多糖、蛋白質、氨基酸、多酚氧化酶、尿囊素、維生素C、山藥鹼、維生素B_2、胡蘿蔔素和碘等物質，具有如下七方面的藥理作用：

❶ **增強免疫功能**

動物實驗顯示，山藥能顯著提高實驗動物玫瑰花結形成細胞

數，提高淋巴細胞轉化率，增加T淋巴細胞數，增加血溶素生成值，增加血液白血球數並增強白血球的吞噬作用和促進干擾素生成的作用；山藥多糖對環磷酰胺所致細胞免疫抑制有一定程度的對抗作用，能使被抑制的細胞免疫功能部分地恢復或恢復正常[註三]。

❷ **抗氧化作用**

山藥具有提高谷胱甘肽過氧化物酶、過氧化氫酶和超氧化歧化酶活性，能顯著減少過氧化脂質水平，消除羥自由基、抗氧化作用（同上註三第318頁）。

❸ **對消化系統的作用**

山藥能刺激胃腸道運動，促進胃腸內容物的排空；對腎上腺素引起的腸緊張性降低，可使腸管節律恢復正常（同上註三第319頁）。

❹ **降血糖作用**

山藥能降低正常動物血糖水平，對四氧嘧啶所致糖尿病動物有防治作用，能對抗腎上腺素或葡萄糖引起的血糖升高（同上註三第319頁）。

❺ **降血脂作用**

山藥所含的穀甾醇具有降低腸道膽固醇吸收從而降低血清膽固醇的作用（同上註三第319頁）。

❻ **抗腫瘤作用**

山藥具有抑制突變細胞的產生，能升高腫瘤細胞的CAMP水平，抑制腫瘤細胞的增殖有一定的抗癌作用（同上註三第318頁）。

❼ **其他作用**

山藥具有消除尿蛋白、恢復腎功能和抗關節炎等作用（同上註三第319頁）。

3. 澤瀉

澤瀉為澤瀉科植物澤瀉*Alisma crientalis (sam) Juzep.*的乾燥塊莖。

根據中醫藥學，澤瀉性味甘、寒；歸腎，膀胱二經；功效利小便，清濕熱；《神農本草經》列為上品，記載：「主風寒濕痹，乳癰，消水，養五臟，益氣力，肥健。」常用量2錢至3錢；腎陽虛及無濕熱者慎用，不宜久服。

根據現代藥理研究，澤瀉含澤瀉醇A、B、C，澤瀉醇A乙酸酯、澤瀉醇B乙酸酯、澤瀉醇C乙酸酯、揮發油、生物鹼、蛋白質、氨基酸、膽鹼甙、天門冬醯胺，植物甾醇、樹脂、脂肪酸、澱粉、維生素等物質，具有如下六方面的藥理作用：

❶ 降血脂作用

澤瀉具有降低膽固醇和三酸甘油酯、提高高密度脂蛋白的含量，提高高密度脂蛋白膽固醇 / 總膽固醇的比率；對實險性高膽固醇血症動物有明顯降膽固醇和抗動脈粥樣硬化作用[註四]。

❷ 利尿及降壓作用

澤瀉有顯著利尿作用，且能使血壓降低(同上註四第285頁)。

❸ 對心血管系統的作用

澤瀉能增加冠狀動脈血流量，減少心輸出量，減慢心率，減少左室壓力和輕度降低血壓的作用；在體外，對腎上腺引起的兔離體主動脈條片收縮有緩慢的鬆弛作用[註五]。

❹ 保護肝臟作用

澤瀉可使飼以膽固醇和高脂的動物血清膽固醇降低和肝脂肪含量降低，具有抗脂肪肝，保護肝臟的作用(同上註四第285頁)。

❺ 降血糖作用

動物實驗顯示，澤瀉有輕度降血糖作用(同上註四第285頁)。

❻ 其他作用

澤瀉對乙醯膽鹼引起離體腸肌痙攣有對抗作用；川澤瀉有抑制結核桿菌生長的作用（同上註四第286頁）。

4. 黃柏

黃柏為芸香科植物黃樹皮 *Phellodendron chinense schneid.* 或黃檗 *Phellodendron amurense Rupr.* 的乾燥樹皮。

根據中醫藥學，黃柏性味苦、寒；歸腎，膀胱二經；功效清熱燥濕，瀉火除蒸，解毒療瘡；《神農木草經》列為上品，記載：「主五臟、腸胃中結熱、黃疸、腸痔、止泄痢、女子漏下赤白、陰傷蝕瘡。」常用量2錢至3錢；脾虛泄瀉，胃弱食少者忌服。

根據現代藥理研究，黃柏含小檗鹼、藥根鹼、木蘭花鹼、黃柏鹼、N-甲基大麥芽鹼、掌葉防己鹼、蝙蝠葛鹼、黃柏酮，黃柏內酯等成分，具有如下六方面的藥理作用：

❶ 抗菌作用

黃柏對金黃色葡萄球菌、肺炎球菌、白喉桿菌、草綠色鏈球菌、痢疾桿菌有抑制作用；黃柏乙醚浸液對新型隱球菌、紅色髮癬菌有較強抑菌作用；黃柏煎劑對陰道毛滴蟲有抑制作用[註六]。

❷ 降壓作用

黃柏所含的小檗鹼、黃柏鹼、掌葉防己鹼均有降壓作用[註七]。

❸ 對免疫功能的影響

黃柏可促進脾臟中抗原結合細胞數目增加，增強血液中的白血球吞噬作用[註八]。

❹ 對血糖的影響

黃柏及黃柏內酯有降血糖作用（同上註八第424頁）。

❺ 抗肝炎作用

黃柏煎劑體外試驗對乙型肝炎抗原有抑制作用，黃柏鹼對慢

性肝炎有一定作用（同上註六第1589頁）。

⑥ **其他作用**

對實驗性潰瘍有抑制作用；此外，尚有利尿、健胃作用；外用有促進皮下溢血吸收作用（同上註六第1589頁）。

5. 杞子

杞子為茄科植物寧夏枸杞*Lycium barbarum* L.的乾燥成熟果實。

根據中醫藥學，杞子性味甘、平；歸肝、腎二經；功效補益肝腎、養血明目；常用量1錢5分至3錢；外邪實熱，脾虛有濕，腸滑者忌用。

根據現代藥理研究，杞子含甜菜鹼、多糖、胡蘿蔔素、玉蜀黍素、菸酸、維生素 B_1、B_2、C，亞油酸、β-穀甾醇、十多種氨基酸、包括多種人體必需氨基酸以及礦物元素鈣、磷、鐵、鈉、錳、銅、鋅等物質，具有如下六方面的藥理作用：

① **強壯、抗衰老作用**

杞子對維護細胞正常發育、提高DNA的修復能力和促進衰老細胞向年輕化方面逆轉都起着有益作用；杞子多糖能有效地對抗自由基過氧化，使受損膜電學功能發生逆轉，久服杞子不僅延緩衰老過程，且可增強抗感染、抗腫瘤和免疫監視功能，使人精神振奮，食慾好，睡眠好，起着強身防衰老的作用[註九]。

② **對造血系統的作用**

杞子無論是對再生障礙性貧血幹細胞的生長和修復，還是參與免疫調控以及改善紅血球的質和量的異常，均有良好的促進作用；對紅血球膜 Na+-K+-ATP酶活性有顯著提高（同上註九第529頁）。

❸ 增強免疫功能

枸杞多糖能增強T淋巴細胞活性，增加巨噬細胞活力，提高免疫球蛋白含量和提高補體活性（同上註九第529頁）。

❹ 保護肝臟，對抗脂肪肝

枸杞多糖具有降低肝細胞脂質過氧化作用；對四氯化碳所致肝損害有恢復作用，具有抑制脂肪在肝細胞內沉積和促進肝細胞新生的作用（同上註九第529頁）。

❺ 降血脂和防動脈硬化的作用

杞子具有降低血清膽固醇及增加磷脂作用，具有輕微阻止實驗動物動脈粥樣硬化的形成（同上註九第530頁）。

❻ 抗腫瘤作用

枸杞多糖具有提高免疫功能，具有抗腫瘤的作用（同上註九第529至530頁）。

6. 龜板

龜板為龜科動物烏龜Chinemys reevesii (Gray)的背甲或腹甲。

根據中醫藥學，龜板性味鹹、甘，微寒；歸肝、腎、心三經；功效滋陰潛陽，益腎強骨，養血補心；《神農本草經》列為上品，記載：「久服輕身不饑。」常用量4錢至6錢；陽虛，胃有寒濕以及外感邪氣未解者皆忌服。

根據現代藥理研究，龜板含蛋白質，18種氨基酸，其中有7種為人體必需的氨基酸包括賴氨酸、蘇氨酸、纈氨酸、蛋氨酸、亮氨酸、異亮氨酸和苯丙氨酸，以及鈣、磷、鎂、鍶、鐵、鋅、銅等22種礦物元素，具有如下六方面的藥理作用：

❶ 對免疫功能的影響

動物實驗顯示，龜板可提高甲亢陰虛大鼠的免疫功能，使萎縮的胸腺恢復生長，提高細胞免疫及體液免疫功能，使淋巴細胞

轉化率提高，血清中IgG含量也增多〔註十〕。

❷ **對腎上腺功能的影響**

動物實驗顯示，龜板能降低甲亢陰虛大鼠的腎上腺皮質功能，表現為腎上腺皮質恢復生長，皮質球狀帶增厚，囊狀帶單位面積細胞數雖減少，但胞體增大，胞漿豐滿，腎上腺重量增加，能降低血漿皮質醇及尿17羥類固醇的含量(同上註十第1082頁)。

❸ **對甲狀腺功能的影響**

動物實驗顯示，龜板能有效地降低甲亢陰虛大鼠的甲狀腺功能，表現為降低血清中T3、T4的含量，使萎縮的甲狀腺恢復生長，減慢心率，提高痛閾，降低整體耗氧量，升高血糖降低紅血球膜Na+-K+-ATP酶活性、血漿CAMP及血漿黏度，減少飲水量，增加尿量，使體重增加（同上註十第1082頁）。

❹ **對微量元素的影響**

陰虛動物血清銅濃度和銅／鋅比值明顯升高，龜板能明顯降低血清銅濃度，對鋅影響不大，故而銅／鋅比值明顯下降〔註十一〕。

❺ **抗腫瘤作用**

龜板能提高機體抗腫瘤的免疫力，龜板提取物對小白鼠肉瘤，腹水型肝癌有抑制作用〔註十二〕。

❻ **其他作用**

龜板膠有升血小板和白血球的作用（同上註十一第641頁）。

7. 牛膝

牛膝為莧科植物牛膝*Achyranthes bidentata* B/.的乾燥根。

根據中醫藥學，牛膝性味苦、酸、平；歸肝、腎二經；功效補肝腎、強筋骨，逐瘀通經，引血下行；《神農本草經》列為上品，記載：「牛膝……久服輕身耐老。」常用量1錢5分至3錢；遺精滑精，脾虛泄瀉者忌服，孕婦慎服。

根據現代藥理研究，牛膝含牛膝甾酮，促脫皮甾酮，牛膝多糖，中萜皂貳（分解後變為齊墩果酸），甘氨酸、穀氨酸、門冬氨酸、絲氨酸、鉀鹽和銅、鐵、鋅、錳等礦物元素，具有如下八方面的藥理作用：

❶ 蛋白質同化作用

牛膝所含的脫皮甾酮具有促進肝細胞核和細胞膜合成RNA（脫氧核糖核酸）的作用，提高肝、腎的蛋白質合成能力，其效果與強蛋白同化激素4-氯睪酮的作用相似，但無男性或女性性激素樣作用[註十三]。

❷ 對心血管系統的作用

牛膝有抑制心臟，擴張外周血管和降低血壓的作用（同上註十三第361頁）。

❸ 保護肝臟和降血脂的作用

牛膝所含的促脫皮甾酮有降低血糖、促進肝臟內葡萄糖合成肝糖原，改善肝功能和降低血清膽固醇的作用（同上註十三第361至362頁）。

❹ 增強免疫功能

牛膝多糖具有增強天然殺傷細胞（NK細胞）的活性（同上註十三第360頁）。

❺ 抗炎鎮痛作用

牛膝多糖硫酸酯有很強的抑制乙型肝炎病毒和單純性疱疹病毒作用；動物實驗顯示牛膝具有抗炎和鎮痛作用（同上註十三第360頁）。

❻ 延緩衰老作用

動物實驗顯示，牛膝具有增強實驗動物記憶力、耐力和延長實驗動物壽命的作用（同上註十三第360頁）。

❼ 對凝血機制的影響

牛膝能降低血液黏度，加速血流，加速凝血時間，延長血漿復鈣時間和凝血酶原時間，牛膝的這些作用，與其活血化瘀作用相符，但又可避免或緩解因血管破損引起的內出血（同上註十三第361頁）。

❽ 對子宮的作用

牛膝總皂甙有興奮子宮平滑肌和抗生育的作用〔註十四〕。

8. 黃連

黃連為毛茛科植物黃連*Coptis chinensis* Franch，三角葉黃連*Coptis toidea* c.y.cheng et Hsiao或雲連*Coptis teeta* Wall的乾燥根莖。

根據中醫藥學，黃連性味苦、寒；歸心、肝、胃、大腸諸徑；功效清熱燥濕，瀉火解毒，清心除煩；《神農本草經》列為上品，記載：「主熱氣目痛、眥傷、泣出、明目，腸澼，腹痛、下痢、婦人陰中腫痛。久服令人不忘。」常用量6分至3錢；胃寒嘔吐，脾虛泄瀉者忌用，苦寒之品，不宜久服。

根據現代藥理研究，黃連含小檗鹼、黃連鹼、甲基黃連鹼、掌葉防己鹼、非洲防己鹼、藥根鹼、黃柏酮、黃柏內酯、木蘭鹼、阿魏酸，3、4一二羥基苯乙醇葡萄糖甙和多種微量元素，具有如下十二方面的藥理作用：

❶ 抗病原微生物作用

黃連對痢疾桿菌、大腸桿菌、傷寒桿菌、甲型副傷寒桿菌、鼠疫桿菌、白喉桿菌、百日咳桿菌、變形桿菌、綠膿桿菌、人型結核桿菌、炭疽桿菌、枯草桿菌、肺炎桿菌、布氏桿菌、甲及乙型鏈球菌、腦膜炎球菌、肺炎球菌、金黃色葡萄球菌、綠色鏈球菌、霍亂弧菌、鈎端螺旋菌、魏氏梭菌等均有不同程度的抑制作用，對甲型、乙型、丙型流感病毒有抑制作用，對阿米巴原

蟲、沙眼依原體、滴蟲、熱帶利什曼原蟲、鈎蟲等也有抑制作用[註十五]。

❷ 抗毒素作用

　　黃連對多種細菌毒素有明顯的拮抗作用，可降低金黃色葡萄球菌凝固酶及溶血素效值，可使霍亂弧菌毒素失活，對抗霍亂毒素所致的炎症及嚴重腹瀉，也可對抗大腸桿菌毒素所引起的腸分泌亢進和腹瀉（同上註十五第 317 頁）。

❸ 抗炎作用

　　黃連所含的小檗鹼對急性炎症、慢性炎症均有抑制作用，能抑制乙酸或組織胺引起的毛細血管通透性增強（同上註十五第317 至 318 頁）。

❹ 對心血管系統的作用

　　小檗鹼有興奮心臟、增強心肌收縮力、加快左心室壓力最大變化速率，增加心輸出量，擴張冠狀動脈，增加冠狀動脈血流量，擴張外周血管，降低血壓，改善心臟功能，減少脂質過氧化物對心肌的損害，保護心臟和抗心律失常的作用（同上註十五第318頁）。

❺ 對組織代謝的影響

　　小檗鹼能降低肝、腦等組織的耗氧，抑制組織代謝及出現脂肪性變（同上註十五第 319 頁）。

❻ 利膽、降脂作用

　　小檗鹼能促進膽汁分泌，降低血清膽固醇，降低血脂質水平，使升高的血清 C/P 恢復正常（同上註十五第 320 頁）。

❼ 降血糖作用

　　黃連、小檗鹼均有降血糖作用（同上註十五第 319 頁）。

❽ 抗癌作用

　　小檗鹼及其一些衍生物均有抗癌活性（同上註十五第319頁）。

⑨ **對血小板作用**

　　黃連製劑和小檗鹼具有抑制血小板聚集的作用（同上註十五第319頁）。

⑩ **對神經系統的作用**

　　小劑量小檗鹼能促進條件反射的形成，大劑量則延緩其形成，並可使條件反射分化不全，治療量小檗鹼可使呼吸興奮，大劑量則使呼吸中樞麻痹（同上註十五第320頁）。

⑪ **對平滑肌作用**

　　小檗鹼可使胃腸、支氣管、膀胱和子宮等器官的平滑肌興奮（同上註十五第320頁）。

⑫ **抗氧化、抗潰瘍作用**

　　黃連水煎劑有抗氧化作用；小檗鹼有抗潰瘍作用〔註十六〕。

【功效和方解】

　　古庵心腎丸功效生精益血補腎，降火寧神養心，心腎康泰，黑髮有子。

　　方中生地黃甘、苦、寒，入心、肝、腎以清熱、涼血、生津；熟地黃甘、微溫，入肝、腎以滋陰補血，益精填髓，生熟地黃併用，為方中補益腎精腎水之主藥；黃連苦、寒，入心、肝、胃、大腸諸經以清熱燥濕，瀉火解毒，清心除煩，為方中降火寧神，令心火下交於腎之要藥；山藥甘、平，入脾、肺、腎三經以補脾益胃，生津澀精；山萸肉酸、微溫，入肝、腎以補肝腎，澀精氣，固虛脫；牡丹皮苦、辛、微寒，入心、肝、腎以清熱涼血，活血化瘀；茯苓甘、淡、平，入心、脾、肺、腎諸經以利水滲濕，健脾寧神；澤瀉甘、寒，入腎、膀胱二經以利小便，清濕熱；熟地黃、山藥、山萸肉、牡丹皮、茯苓、澤瀉六味藥共同組成滋陰補腎之名方六味地黃丸；當歸甘、辛、溫，入心、肺、脾三經以補血、

活血、通經及潤燥滑腸;黃柏苦、寒,入腎、膀胱二經以清熱燥濕,瀉火除蒸;枸杞子甘、平,入肝、腎以補肝腎,益精血;龜板鹹、甘、微寒,入心、肝、腎以滋陰潛陽,益腎強骨,養血補心;牛膝苦、酸、平,入肝、腎以補肝腎,強筋骨,逐瘀通經,引血下行;甘草甘、平,入脾、肺、胃三經以補脾益氣,清熱解毒、調和諸藥;鹿茸甘、鹹、溫,入肝、腎二經以壯腎陽,益精血,強筋骨,調沖任,托瘡毒,為血肉有情之珍品,補腎壯陽益精血之要藥;諸藥合用,共奏補腎生精益血,養心降火寧神之功,腎主精,精盛則孕成,精虧則乏嗣;心主血,血勝則髮黑,血衰則髮白,是為治心腎虧虛,白髮無子諸症之良方。

【主治】

　　腎精虧虛無子乏嗣,心血衰減白髮脱髮等臨床諸病症。

【禁忌症】

　　外感發熱禁忌,脾虛食少,腹脹便溏者慎服。

【隨症加減】

1 伴**脾胃虛寒者**酌加春砂仁、豆蔻、木香、陳皮等以醒脾暖胃;
2 伴**氣虛者**酌加人參,白朮、黃芪等以補中益氣;
3 伴**脾虛濕困生痰者**酌加陳皮、法夏、白朮、人參等以健脾祛濕除痰;
4 伴**夜睡不寧者**酌加夜交藤、酸棗仁、柏子仁、五味子等以養心安神;
5 伴**肝氣鬱結者**酌加柴胡、佛手、素馨花等以舒肝解鬱。

4 醫案選錄

例　一： 劉先生，男性，32歲，1991年3月1日初診。

主　訴： 慢性進行性脫髮5年，白髮2年。

現病史： 自訴於7年前自外地來港工作之後，由於環境改變，工作壓力和精神壓力大增加之有自慰手淫習慣，以致自覺精神不振，腰膝痠軟、疲倦不堪；5年前發覺脫髮增多，每天脫落頭髮估計約有100根，脫得多，生得少，頭頂頭髮越來越稀少，且越來越枯槁和幼小；2年前開始發現有少許白髮，曾先後自購市售內服和外用生髮藥以及焗頭等治療均無效，因頭頂大片頭髮脫落呈半禿狀態來診（詳見本頁圖9治療前照片）。平素胃納尚可、大便正常、夜尿2次。

既往史： 除上述病史外，無特殊可錄。

家族史： 無特殊。

檢　查： 前額至雙額角髮際後移，頭頂大片頭髮脫落稀少幼小呈半禿狀態，有少許白髮，輕度用力梳摸頭髮3次見3根頭髮脫落，其中1根為衰老頭髮，2根為中幼髮，

圖9　心腎虧虛脫髮白髮男士治療前後照片

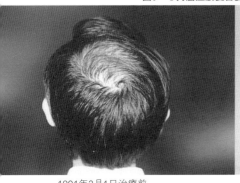

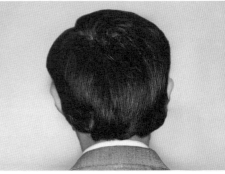

1991年3月1日治療前　　　　　　　　1992年10月2日治療1年7個月後

脱落頭髮毛乳頭萎縮，頭皮油脂分泌不多，有少許頭皮屑，面色略萎黃，唇色淡紅，舌淡紅，舌苔薄白，脈沉細，略數，尺脈重按乏力。

臨床診斷： 心腎精血虧虛脫髮白髮。

治療原則： 補腎生精益血，養心降火寧神，固本培元以養髮生髮。

治療方藥及醫囑： 1. 內服古庵心腎丸每日2次，每次2錢，上、下午半空腹溫開水送服；

2. 外擦由人參、肉桂、黃芪、當歸、川芎、羌活、乾薑等配製而成的生髮精；

3. 提供如下食療方供參考。

（1）金錢龜燉冬蟲夏草

材料： 活金錢龜一隻約1斤重、冬蟲夏草6錢、生薑3錢，由火腿、雞、豬骨及江瑤柱等製成的上湯4碗，橄欖油、料酒各適量。

製法： 1. 以熱開水將金錢龜泡死，擦洗乾淨外表的衣膜，剖開龜殼，除頭、頸、爪、內臟、脂肪和雜質，洗淨切塊；冬蟲夏草洗淨；生薑洗淨切片。

2. 燒熱鍋，放適量橄欖油，油熱後放薑片落鍋爆香，倒入金錢龜翻炒片刻，再加適量料酒翻炒1-2分鐘，熄火後將金錢龜等撈起裝載於燉盅中，放入冬蟲夏草和上湯4碗，上蒸籠先以武火燉30分鐘，繼以文火燉3個小時，去除浮於上面的油脂、泡沫和雜質，裝碗上桌。

服用方法： 飲湯一碗，金錢龜肉和冬蟲夏草依情況適量服食，吃金錢龜肉可適量蘸些黑醋或老抽以增添風味。但老抽含鹽量較多，不宜多用。

（2）胡桃粥

　　材料： 胡桃2兩5錢、糙梗米5兩。

　　製法： 1. 胡桃仁炒乾，研成粉末狀備用。

　　　　　　2. 糙梗米洗淨，加適量清水煮成粥，將研成粉末的胡桃仁加入糙梗米粥中混和，再煮片刻後便可裝碗。

　　服用方法： 作正餐或點心吃用。

（3）烏髮蜜膏

　　材料： 何首烏3兩、枸杞子2兩、菟絲子1兩5錢、女貞子1兩5錢、山萸肉1兩5錢、五味子1兩、山楂1兩、黃精1兩5錢、茯苓3兩、蜂蜜1斤。

　　製法： 1. 將何首烏、枸杞子、菟絲子、女貞子、山萸肉、五味子、山楂、黃精、茯苓洗淨放砂鍋中，加適量清水煎熬，連煎3次，共取3次煎液。

　　　　　　2. 將3次獲取的煎液合併一起，先以武火，繼以文火濃縮至黏稠如膏時，加入蜂蜜煮沸片刻，熄火，待冷後裝瓶。

　　服用方法： 當小食，每日1-2次，每次1匙，溫開水送服。

　　囑其遵醫囑服用藥物外，宜注意作息，起居和飲食，減少精神壓力，減少自慰手淫，勞逸結合，適量運動鍛鍊如慢步跑、游水、打太極等以增強體質。

　　劉先生遵醫囑治療後，身體健康情況漸漸改善，脫髮漸漸減少，治療1個多月後，脫髮減少至每天約30至50根，且可見少許新生幼髮，髮質也漸漸較粗黑亮麗和柔順有彈性，精神佳，飲食、睡眠、二便正常。

　　1992年10月2日，劉先生經治療1年7個月後覆診，自訴每天脫髮少於30根，原頭頂大片脫髮區已長出大量新生頭髮（詳見第153頁圖9治療後照片），身體健康，飲食、睡眠、二便均正常。

臨床檢查： 原頭頂大片脫髮區已長出大量烏黑亮麗頭髮，全頭頭髮髮質柔順有彈性，白髮較治療前減少，輕度用力梳摸頭髮3次未見頭髮脫落，頭皮油脂分泌正常，無頭皮屑，面色紅潤，舌淡紅，舌苔薄白，脈稍沉，重按有力。

臨床療效判斷： 痊癒。

例　二： 鄧先生，男性，44歲，1993年12月27日初診。

主　訴： 慢性進行性脫髮10年，白髮3年。

現病史： 自訴勞碌奔波20多年，工作和精神壓力沉重，精神不振，疲倦不堪，近10年來脫髮較多，每天洗頭、梳頭等脫落的頭髮合共估計約70-80根，脫的多，生的少，頭頂頭髮越來越稀少，而且越來越幼小和枯黃，近3年來有白髮，曾經中，西醫治療，效果欠佳，現頭頂大片頭髮嚴重脫落呈地中海來診（詳見本頁圖10治療前照片）。

圖10　心腎虧虛脫髮白髮男士治療前後照片

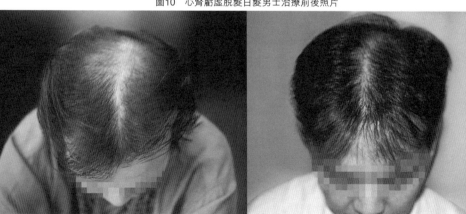

1993年12月27日治療前　　　　　　　　1995年6月27日治療1年半後

已婚，育有6名子女，房事較頻密。

平素食慾尚可、睡眠欠佳、腰膝痠痛、大便正常，夜尿2-3次。

既往史： 除上述病史外，無特殊。

家族史： 無特殊。

檢　查： 頭頂大片頭髮脫落呈地中海，殘存頭髮乾枯萎黃，部分頭髮變灰白，輕度用力梳摸頭髮3次見4根頭髮脫落，其中2根為衰老頭髮，2根為中幼髮，脫落頭髮毛乳頭萎縮，頭皮油脂不多，有少許頭皮屑，面色淡紅，唇色偏淡，舌質淡紅，舌苔薄白，脈沉稍細數，尺脈虛。

臨床診斷： 心腎虧虛，精血不足脫髮白髮。

治療原則： 補腎生精益血，養心降火寧神，固本培元以養髮生髮。

治療方藥及醫囑： 1. 每日上、下午半空腹溫開水送服古庵心腎丸2錢；

2. 外擦由古庵心腎丸為主方加減配製而成的生髮精；

3. 提供如下食療方供參考。

（1）金錢龜燉冬蟲夏草

　　材料： 活金錢龜一隻約1斤重、冬蟲夏草6錢、生薑3錢，由火腿、雞、豬骨及江瑤柱等製成的上湯4碗，橄欖油、料酒各適量。

　　製法： 1. 以熱開水將金錢龜泡死，擦洗乾淨外表的衣膜，剖開龜殼，除頭、頸、爪、內臟、脂肪和雜質，洗淨切塊；冬蟲夏草洗淨；生薑洗淨切片。

2. 燒熱鍋，放適量橄欖油，油熱後放薑片落鍋爆香，倒入金錢龜翻炒片刻，再加適量料酒翻炒1-2分鐘，熄火後將金錢龜等撈起裝載於燉砵中，放入冬蟲夏

草和上湯4碗，上蒸籠先以武火燉30分鐘，繼以文火燉3個小時，去除浮於上面的油脂、泡沫和雜質，裝碗上桌。

服用方法： 飲湯一碗，金錢龜肉和冬蟲夏草依情況適量服食，吃金錢龜肉可適量蘸些黑醋或老抽以增添風味。但老抽含鹽量較多，不宜多用。

（2）髮菜瘦肉粥

材料： 髮菜1兩、瘦豬肉6兩、粳米6兩、生抽適量。

製法： 1. 髮菜浸透、洗淨、瀝乾備用。

2. 瘦豬肉除筋膜和脂肪，洗淨，切成肉絲放碗中，加適量生抽混和調味，備用。

3. 粳米洗淨放砂鍋中，加適量清水煮至米熟，放入髮菜和經已調味的瘦肉絲，再煮至髮菜和瘦肉熟透。

服用方法： 作正餐或點心吃用。

（3）補腎美髮膏

材料： 鹿茸1兩、杜仲2兩、補骨脂1兩、懷牛膝1兩、山萸肉1兩、黑芝麻1兩、胡桃1兩、蜂蜜1斤、料酒適量。

製法： 1. 鹿茸切片，用適量料酒炙，烘乾，研為細末。

2. 黑芝麻、胡桃洗淨，烘乾，研為細末。

3. 杜仲、補骨脂、懷牛膝、山萸肉洗淨，放砂鍋中加適量清水連續煎熬3次，共取3次煎液。

4. 將獲取的3次煎液合併一起，先以武火，繼以文火濃縮至黏稠如膏時加入鹿茸粉、黑芝麻粉、胡桃粉和蜂蜜，再煮沸片刻，熄火，待冷後裝瓶。

服用方法： 每日1-2次，每次1匙，溫開水送服。

（4）桑椹酒

材料： 桑椹子1斤、糯米2斤、甜酒麴4兩。

製法： 1. 桑椹子搗爛，煮沸取汁，晾涼備用。

2. 糯米蒸熟，攤開晾涼，備用。

3. 甜酒麴研末，備用。

4. 將糯米飯、桑椹子汁、甜酒麴置於乾淨陶器中，拌勻密封，放置溫暖處。

5. 10天後，桑椹酒釀成，去渣，貯存於乾淨器皿中，加蓋備飲。

服用方法： 每日3次，每次3錢。

囑其遵醫囑服用藥物外，宜注意勞逸結合，減輕工作和精神壓力，適量運動如打太極拳、慢步跑等以鍛鍊身體，增強體質。

鄧先生經治療後，脫髮漸漸減少至每天少於30根，頭髮生長情況也漸漸好轉，漸漸增多、增粗和變黑，白髮也漸漸減少，精神、體力均有改善，飲食、睡眠、二便均正常，治療3個月後，鄧先生心腎不交症狀已基本消失，治療藥更改如下：

① 每天上午半空腹溫開水送服古庵心腎丸2錢；

② 每天下午半空腹溫開水送服十八子培元丸2錢（詳見本章第八節即第191頁）；

③ 外用藥改用由人參、黃芪、肉桂、當歸、川芎、乾薑、羌活、獨活等配製而成的生髮精。

鄧先生經治療半年後，頭髮生長情況和身體健康情況已顯著好轉，隨將內服藥和外用藥的用藥量減少一半。

1995年6月27日，鄧先生經治療1年半之後覆診，原頭頂大片脫髮區已長出大量烏黑頭髮（詳見第156頁圖10治療後照片），治療前的白髮也顯著減少，頭頂頭髮除稍稀少外，全頭頭髮生長情況正常，飲食、睡眠、二便均正常，精神佳，身體健康無不適。

臨床療效判斷： 痊癒。

5 小議

　　經曰：髮為血之餘；又曰：心為五臟六腑之大主，主血、主神明；腎為先天之本，主骨生髓，其華在髮。清廷御醫於古庵心腎丸之批註中指出：「有患其無子者，有惡其白髮者。無子責乎腎，髮白責乎心。腎主精，精盛則孕成，精虧則乏嗣；心主血，血勝則髮黑，血衰則髮白。今也嗜慾無窮而虧其本然之真，憂慮勞煩而損其天然之性。心君火也，腎相火也，君火動相火從之，相火動，則心腎亂而不寧矣。是心腎二經有相須之道焉。名心腎丸，大能生精益血，降火寧神，治心腎之要藥也。不獨施於白髮無子，其驚悸、怔忡、遺精、盜汗、目暗、耳鳴、腰痛、足萎、五勞七傷，諸虛百損，無不治也。」〔註十七〕。

　　上述二例，均無家族性脫髮現象，唯均有心腎虧虛之病因和病徵，故均為古庵心腎丸之適應症並經內服古庵心腎丸為主方的藥丸治療，配合外用及注意起居、作息、飲食、運動鍛鍊等而獲取顯著療效——不僅頭髮生長情況恢復正常，而且身體健康情況也大為好轉。古庵心腎丸，誠為治療心腎虧虛，精血不足諸症之治本良方。

〔註一〕　詳見陳可冀、李春生主編《新編抗衰老中藥學》，人民衛生出版社出版，1998年4月第1版第1次印刷第487頁。

〔註二〕　詳見黃泰康主編《常用中藥成分與藥理手冊》，中國醫藥出版社出版，1994年4月第1版第1次印刷第372至373頁。

〔註三〕　詳見陳可冀、李春生主編《新編抗衰老中藥學》，人民衛生出版社出版，1998年4月第1版第1次印刷第318頁。

〔註四〕　詳見陳可冀、李春生主編《新編抗衰老中藥學》，人民衛生出版社出版，1998年4月第1版第1次印刷第285頁。

〔註五〕　詳見黃泰康主編《常用中藥成分與藥理手冊》，中國醫藥出版社出版，1994年4月第1版第1次印刷第1297頁。

〔註六〕　詳見黃泰康主編《常用中藥成分與藥理手冊》，中國醫藥出版社出版，1994年4月第1版第1次印刷第1588至1589頁。

〔註七〕　詳見翁維良、房書亭主編《臨床中藥學》，河南科學技術出版社出版，2001年1月第1版第2次印刷第327頁。

〔註八〕 詳見陳可冀、李春生主編《新編抗衰老中藥學》，人民衛生出版社出版，1998年4月第1版第1次印刷第424頁。

〔註九〕 詳見陳可冀、李春生主編《新編抗衰老中藥學》，人民衛生出版社出版，1998年4月第1版第1次印刷第529頁。

〔註十〕 詳見黃泰康主編《常用中藥成分與藥理手冊》，中國醫藥出版社出版，1994年4月第1版第1次印刷1082頁。

〔註十一〕詳見陳可冀、李春生主編《新編抗衰老中藥學》，人民衛生出版社出版，1998年4月第1版第1次印刷第641頁。

〔註十二〕詳見翁維良、房書亭主編《臨床中藥學》，河南科學技術出版社出版，2001年1月第1版第2次印刷1329頁。

〔註十三〕詳見陳可冀、李春生主編《新編抗衰老中藥學》，人民衛生出版社出版，1998年4月第1版第1次印刷第361頁。

〔註十四〕詳見黃泰康主編《常用中藥成分與藥理手冊》，中國醫藥出版社出版，1994年4月第1版第1次印刷第571頁。

〔註十五〕詳見翁維良、房書亭主編《臨床中藥學》，河南科學技術出版社出版，2001年1月第1版第2次印刷第317頁。

〔註十六〕詳見黃泰康主編《常用中藥成分與藥理手冊》，中國醫藥出版社出版，1994年4月第1版第1次印刷第1584至1585頁。

〔註十七〕詳見張存悌、劉迪主編《歷代宮廷秘藏醫方全書》，遼寧科學技術出版社出版，1999年10月第1版第1次印刷第197頁。

肝腎虧虛脫髮證治

1 病因和臨床見證

本證病因可為先天稟賦不足，即由親代傳予子代，也可由七情內傷，鬱怒傷肝，暗耗肝血，也可因房事不節，損傷腎精，以致肝腎虧虛，精血不足，髮失濡養而脫落。

臨床見證除頭髮日漸枯槁，萎黃，容易脫落、變幼和稀少外，常伴精神不振，面色無華，胸脅不舒，腰膝痠軟，牙齒動搖，男子或夢遺滑精，女子或月經錯亂及痛經，舌質淡紅，舌苔薄白，脈沉細或沉弦，尺脈弱。

2 治療原則

補益肝腎，滋養精血，固本培元以養髮生髮。

3 治療方藥

主方 七寶美髯丹

【方劑來源】

七寶美髯丹源自清 ·《醫方集解》引明代邵應節方。

【方劑組成】

七寶美髯丹由何首烏赤白各1斤（去皮，切片，黑豆伴，九蒸九曬），白茯苓半斤（牛乳伴勻、陰乾），懷牛膝半斤（酒浸，

同何首烏第七次蒸至第九次），當歸半斤（酒洗），枸杞子半斤（浸酒），菟絲子半斤（酒浸蒸），補骨脂4兩（黑芝麻伴炒）七味藥組成，精製煉蜜為丸，早晚各服1次，每服3錢。

【藥理作用】

茯苓、當歸、菟絲子已於本章第三節論述，懷牛膝、枸杞子已於本章第五節論述而從略。

1. 何首烏 [註一]

何首烏為蓼科植物何首烏 *Polgounum multiflorum* Thumb. 的乾燥根。

根據中醫藥學，製何首烏性味苦、甘、澀、微溫；歸肝、心腎三經；功效補肝腎，斂精氣、壯筋骨，養氣血、烏鬚髮；常用量3錢至5錢；忌鐵器，大便溏泄及痰濕者不宜。

根據現代藥理研究，何首烏含大黃酚、大黃素等蒽醌衍生物，大黃甙、卵磷脂、澱粉、粗脂肪，2、3、4、5'-四羥基乙烯-2-D-β-D葡萄糖甙，鞣酸和礦物元素鈣、鐵、鋅、錳、銅、鍶、鎳等物質，具有如下八方面的藥理作用：

❶ 保護心臟的作用

何首烏具有減慢心率，增加冠狀動脈血流量和保護缺血心肌的作用 [註二]。

❷ 降血脂和延緩動脈粥樣硬化的作用

動物實驗顯示，何首烏散不僅具有降低實驗動物血漿總膽固醇、三酸甘油酯和β-脂蛋白的作用，並且有降低主動脈中膽固醇含量和肝中三酸甘油酯含量的作用，何首烏具有延緩動脈粥樣硬化的作用（同上註二第1058至1059頁）。

❸ **增強免疫功能**

何首烏具有增加胸腺重量，延緩胸腺退化，增加脾臟重量，提高脾臟空斑形成細胞數量，增強巨噬細胞的吞噬能力，顯著增加刀豆素 A(ConA) 誘導胸腺和脾臟 T 淋巴細胞增值反應[註三]。

❹ **促進造血功能**

動物實驗顯示，何首烏提取物 (PM2) 具有提高實驗動物骨髓造血幹細胞、骨髓紅系祖細胞、骨髓粒 - 單系祖細胞和外周網織紅血球數量的作用（同上註二第 1063 至 1065 頁）。

❺ **抑制脂質過氧化和延緩衰老的作用**

動物實驗顯示，複方何首烏液可顯著抑制實驗動物血、腦、心臟脂質過氧化物的生成，具有延緩動物衰老的作用；實驗顯示，何首烏延長動物壽命的作用優於維生素 E（同上註二第 1062 頁）。

❻ **保護肝臟的作用**

何首烏具有增加肝醣原和減少高脂血症引致肝臟發生脂肪變的作用（同上註三第 349 頁）。

❼ **對內分泌系統的影響**

何首烏具有增加腎上腺重量和血中甲狀腺素含量的作用（同上註二第 1068 至 1069 頁）。

❽ **營養毛髮作用**

據報道，從何首烏塊根中得到的一種含蒽醌衍生物的提取物，具有滋補強壯作用，可促進毛髮生長，使白髮變黑（同上註三第 348 頁）。

2. 補骨脂

補骨脂為豆科植物補骨脂 *Psoralea corylipolis* L. 的乾燥成熟果實。

根據中醫藥學，補骨脂性味辛、苦、溫；歸肝、腎、心包絡

三經；功效溫補腎陽，納氣、止瀉；常用量1錢5分至3錢；陰虛火旺，尿血、便結者忌用。

根據現代藥理研究，補骨脂含揮發油，有機酸、甲基糖甙、鹼溶性樹脂、皂甙、香豆素類物質（補骨脂素、異補骨脂素等），黃酮類化合物（黃芪甙、補骨脂甲素、補骨脂異黃酮、補骨脂醇等），查耳酮類（補骨脂查耳酮、補骨脂乙素等），苯并呋喃類（苯并呋喃類化合物 Corglitonol 及 isocoxylitonol、豆甾醇、補骨脂醛等），主要的藥理作用有如下八方面：

❶ **對心血管系統的作用**

動物實驗顯示，補骨脂沖劑可顯著增加實驗動物心肌營養性血流量以及對垂體後葉素引起的急性心肌缺血有顯著的保護作用[註四]。

❷ **對免疫系統的作用**

動物實驗顯示，補骨脂對粒細胞的生長有促進作用，並能保護動物在注射環磷酰胺後引起的白血球下降，具有顯著增強機體免疫功能的作用（同上註四第1120頁）。

❸ **對呼吸系統的影響**

動物實驗顯示，補骨脂對由組胺引起的動物氣管收縮有明顯舒張作用；臨床上，補骨脂治療確診為支氣管哮喘患者，肺功能有不同程度的改善，說明治療後氣道呼氣流速受阻減輕（同上註四第1118頁）。

❹ **對皮膚作用**

補骨脂香豆素類物質有感光性，內服或外塗皮膚，經日光或紫外光照射，能明顯提高酪氨酸活性，促進皮膚黑色素合成，恢復白斑處皮膚的顏色，治療白癜風。但也有致癌的危險，不宜長期應用[註五]。

動物實驗顯示，異補骨脂素加黑光照射具有抗皮膚移植排斥效應（同上註四第1119頁）。

補骨脂加黑光療法對皮膚常見致病性真菌和細菌如小孢子菌、紅色毛癬菌、葡萄球菌、乙型鏈球菌、大腸桿菌、綠膿桿菌等均有抑制作用（同上註五第414頁）。

❺ **抗腫瘤作用**

動物實驗顯示，補骨脂素對小鼠肉瘤細胞有高效殺滅作用，對白血病細胞也有較強的殺傷作用（同上註四第1120至1121頁）。

❻ **抗生育和雌激素樣作用**

補骨脂具有抗早孕和雌激素樣作用，能增加陰道角化，增加子宮重量（同上註四第1120至1121頁）。

❼ **抗衰老作用**

動物實驗顯示，補骨脂能顯著延長家蠶幼蟲期和家蠶壽命（同上註四第1121頁）。

❽ **毒副作用**

補骨脂素有誘變活性，有致癌的潛在危險；大劑量補骨脂可使實驗動物形成畸胎；補骨脂對腎臟有毒害作用；補骨脂注射液偶可引起過敏性休克（同上註四第1122頁）。

【功效和方解】

七寶美髯丹功效滋腎精，養肝血、美鬚髮。方中何首烏補肝腎，益精血，堅筋骨，烏鬚髮為君藥；輔以當歸和枸杞子益肝養血滋陰，助何首烏美鬚髮；菟絲子、補骨脂補腎強精而養陽，協助君藥何首烏堅筋骨、澀精氣，具陽中求陰之義；當歸，枸杞子、菟絲子、補骨脂四藥均為臣，共同輔助君藥何首烏補肝腎、益精血、堅筋骨、烏鬚髮；懷牛膝補肝腎、強筋骨、通血脈以增強君、臣藥補肝腎之力；茯苓益心脾，利水濕共為方中之佐使藥。諸藥合用，共奏補益肝腎，滋養精血，強壯筋骨和美鬚髮之功效。

【主治】

　　肝腎虧虛，精血不足所致之脫髮白髮等病證。

【禁忌症】

　　孕婦禁忌，外感內熱勿服。

【隨症加減】

1. 伴**脾虛者**酌加人參、白朮、陳皮、春砂仁等以健脾益氣；
2. 伴**肺氣陰虛者**酌加冬蟲夏草、人參、防風、五味子、黃芪、白朮等以補肺、益氣、斂陰、固表；
3. 伴**心虛者**酌加人參、麥冬、五味子等以養心安神；
4. 伴**夜睡不寧者**酌加酸棗仁、柏子仁、五味子、夜交藤、紅丹參等以安神助眠。

4 醫案選錄

例　一：　　周先生、男性、32歲，1992年1月22日初診。

主　訴：　　頭髮枯萎脫落12年。

圖11　肝腎虧虛脫髮男士治療前後照片

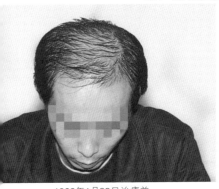 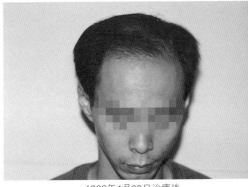

1992年1月22日治療前　　　　　　　　　　1992年4月30日治療後

現病史： 自訴自青春期後頭皮油脂分泌較多伴少許頭癢，但無頭皮屑，面油脂分泌也較多，但很少生暗瘡；至20歲時（即12年前）發現脫髮較多，每天早上起床枕頭巾脫落的頭髮、洗頭和梳頭等脫落的頭髮合計約有100根，脫得多，生得少，頭髮漸漸稀少、幼小和枯萎，曾自購市售內服和外用生髮藥治療，惟效果欠佳，現頭頂頭髮大片脫落，稀少、幼小呈嚴重半禿狀態來診（詳見第167頁圖11治療前照片）。

平素自覺較疲勞伴腰膝痠軟，食慾尚可，睡眠、二便正常。

既往史： 除上述病史外，無特殊。

家族史： 有家族性脫髮現象。

檢　查： 頭頂大片頭髮嚴重脫落，稀少，幼小呈嚴重半禿狀態，髮質枯萎，輕度用力梳摸頭髮3次見6根頭髮脫落，其中5根為中幼髮，僅1根為衰老頭髮，脫落頭髮毛乳頭萎縮，頭皮油脂分泌稍多，無頭皮屑，面油脂稍多，面色稍淡黃，舌質淡紅，舌苔薄白，脈沉細略弦，重按尺脈乏力。

臨床診斷： 肝腎虧虛，精血不足脫髮。

治療原則： 補益肝腎，滋養精血，固本培元以養髮生髮。

治療方藥及醫囑： 1. 每日上、下午半空腹溫開水送服七寶美髯丹2錢；

2. 外擦由七寶美髯丹加人參、肉桂、乾薑、羌活等配製而成的生髮精；

3. 提供如下食療方供參考。

（1）塘虱魚黑豆湯

　　材料： 塘虱魚12兩、黑豆4兩、生薑3錢、陳皮1錢5分、

精鹽或生抽等調味料適量（以清淡為宜）。

製法： 1. 塘虱魚去鰓及內臟，洗乾淨，黑豆洗淨，生薑洗淨
切片，陳皮洗淨。

   2. 將黑豆置燉砵中，加清水4碗，中文火蒸燉2個半
小時，加入塘虱魚、生薑、陳皮武火蒸燉10分鐘，
再以中火蒸燉30分鐘，加精鹽或生抽等調味料，
再中火蒸燉2分鐘，去除浮於上面的泡沫和油脂後，
便可裝碗上桌。

服用方法： 飲湯一碗，塘虱魚肉及黑豆適量吃用，吃塘虱魚
肉時依喜好可蘸些米醋或黑醋以增添風味，幫助
消化，增進食慾。適量米醋或黑醋有益健康。

（2）金錢龜燉冬蟲夏草

材料： 活金錢龜一隻約1斤重、冬蟲夏草6錢、生薑3錢，
由火腿、雞、豬骨及江瑤柱等製成的上湯4碗、橄欖
油、料酒各適量。

製法： 1. 以熱開水將金錢龜泡死，擦洗乾淨外表的衣膜，剖
開龜殼，除頭、頸、爪、內臟、脂肪和雜質，洗淨
切塊；冬蟲夏草洗淨；生薑洗淨切片。

   2. 燒熱鍋，放適量橄欖油，油熱後放薑片落鍋爆香，
倒入金錢龜翻炒片刻，再加適量料酒翻炒1-2分鐘，
熄火後將金錢龜等撈起裝載於燉砵中，放入冬蟲夏
草和上湯4碗，上蒸籠先以武火燉30分鐘，繼以文
火燉3個小時，去除浮於上面的油脂、泡沫和雜質，
裝碗上桌。

服用方法： 飲湯一碗，金錢龜肉和冬蟲夏草依情況適量服
食，吃金錢龜肉可適量蘸些黑醋或老抽以增添風
味。但老抽含鹽量較多，不宜多用。

（3）烏髮蜜膏

材料： 何首烏3兩、枸杞子2兩、菟絲子1兩5錢、女貞子1兩5錢、山萸肉1兩5錢、五味子1兩、山楂1兩、黃精1兩5錢、茯苓3兩、蜂蜜1斤。

製法： 1. 將何首烏、枸杞子、菟絲子、女貞子、山萸肉、五味子、山楂、黃精、茯苓洗淨放砂鍋中，加適量清水煎熬，連煎3次，共取3次煎液。

2. 將3次獲取的煎液合併一起，先以武火，繼以文火濃縮至黏稠如膏時，加入蜂蜜煮沸片刻，熄火，待冷後裝瓶。

服用方法： 當小食，每日1-2次，每次1匙，溫開水送服。

囑其遵醫囑服用藥物外，宜注意起居、飲食和作息，勞逸結合，適量運動如慢步跑、游水、打太極等以鍛鍊身體，增強體質。

周先生經治療半個月後，脫髮減少至每日少於50根，頭油脂、面油脂的分泌也漸漸恢復正常，治療1個月後頭髮開始增粗、變黑和可見少許新生幼髮，身體健康，飲食、睡眠、二便正常；爾後，周先生繼續治療，脫髮減少至每日約30根，頭髮生長情況也繼續有改善。1992年4月30日，周先生經治療近4個月後覆診，頭頂頭髮顯著較治療前增多、增粗和變黑（詳見第167頁圖11治療後照片），自訴脫髮已很少，每日脫落頭髮大約20根，精神佳，體力好，飲食、睡眠、二便均正常，身體健康無不適。

臨床檢查： 輕度用力梳頭摸髮3次未見頭髮脫落，頭頂大片頭髮明顯較治療前增多、增粗和變黑，唯仍稀疏，髮質柔順，頭皮油脂分泌正常，無頭皮屑，面油脂分泌正常，唇淡紅，舌淡紅，舌苔薄白，脈沉緩，重按有力。

臨床療效判斷： 顯效。

例　二：　　蔡先生，男性，46歲，1992年10月6日初診。

主　訴：　　慢性脫髮20年，白髮5年。

現病史：　　自訴於20年前開始發覺脫髮較多，每天早上起床枕頭巾脫落的頭髮和洗頭、梳頭等脫落的頭髮總共約有70至80根；20年來頭頂頭髮慢慢稀少和幼小，5年前開始有少許白髮，曾內服和外用市售生髮藥以及看過中、西醫治療均效果欠佳；現白髮蒼蒼及頭頂大片頭髮脫落呈半禿狀態來診（詳見本頁圖12治療前照片）。

　　　　　　平素較疲勞，有腰膝痠軟現象，日常飲食、睡眠、二便均正常。

既往史：　　無特殊。

　　臨床檢查，頭頂頭髮明顯萎黃、稀少，幼小呈半禿狀態，全頭髮質枯槁且白髮蒼蒼，輕度用力梳摸頭髮3次見4根頭髮脫落，其中1根為衰老黑髮，1根為衰老白髮，2根為中幼髮，脫落頭髮毛乳頭萎縮，頭皮油脂分泌稍多，無頭皮屑，面色偏淡，舌淡紅，舌苔薄白，脈沉細，尺脈虛。

臨床診斷：肝腎精血虧虛脫髮白髮。

圖12　肝腎虧虛脫髮白髮男士治療前後照片

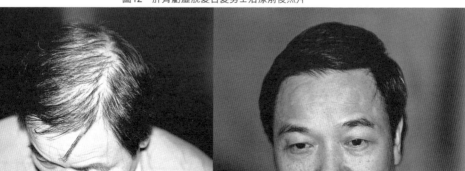

1992年10月6日治療前　　　　　　　　　1993年8月26日治療10個多月後

171

治療原則： 補益肝腎，滋養精血，固本培元以養髮生髮黑髮。

治療方藥及醫囑： 1. 每日上午半空腹溫開水送服七寶美髯丹2錢；

　　　　　2. 每日下午半空腹溫開水送服十八子培元丸2錢（詳見本章第八節即第191頁）；

　　　　　3. 外擦由七寶美髯丹加人參、肉桂、乾薑、羌活等配製而成的生髮精；

　　　　　4. 提供如下食療方供參考。

（1）塘虱魚黑豆湯

　　材料： 塘虱魚12兩、黑豆4兩、生薑3錢、陳皮1錢5分、精鹽或生抽等調味料適量（以清淡為宜）。

　　製法： 1. 塘虱魚去鰓及內臟，洗乾淨，黑豆洗淨，生薑洗淨切片，陳皮洗淨。

　　　　　2. 將黑豆置燉钵中，加清水4碗，中文火蒸燉2個半小時，加入塘虱魚、生薑、陳皮武火蒸燉10分鐘，再以中火蒸燉30分鐘，加精鹽或生抽等調味料，再中火蒸燉2分鐘，去除浮於上面的泡沫和油脂後，便可裝碗上桌。

　　服用方法： 飲湯一碗，塘虱魚肉及黑豆依情況適量吃用，吃塘虱魚肉時依喜好可蘸些米醋或黑醋以增添風味，幫助消化，增進食慾。適量米醋或黑醋有益健康。

（2）金錢龜燉冬蟲夏草

　　材料： 活金錢龜一隻約1斤重、冬蟲夏草6錢、生薑3錢，由火腿、雞、豬骨及江瑤柱等製成的上湯4碗，橄欖油、料酒各適量。

　　製法： 1. 以熱開水將金錢龜泡死，擦洗乾淨外表的衣膜，剖開龜殼，除頭、頸、爪、內臟、脂肪和雜質，洗淨切塊；冬蟲夏草洗淨；生薑洗淨切片。

2. 燒熱鍋，放適量橄欖油，油熱後放薑片落鍋爆香，倒入金錢龜翻炒片刻，再加適量料酒翻炒1-2分鐘，熄火後將金錢龜等撈起裝載於燉盅中，放入冬蟲夏草和上湯4碗，上蒸籠先以武火燉30分鐘，繼以文火燉3個小時，去除浮於上面的油脂、泡沫和雜質，裝碗上桌。

服用方法： 飲湯一碗，金錢龜肉和冬蟲夏草依情況適量服食，吃金錢龜肉可適量蘸些黑醋或老抽以增添風味。但老抽含鹽量較多，不宜多用。

（3）補腎美髮膏

材料： 鹿茸1兩、杜仲2兩、補骨脂1兩、懷牛膝1兩、山萸肉1兩、黑芝麻1兩、胡桃1兩、蜂蜜1斤、料酒適量。

製法： 1. 鹿茸切片，用適量料酒炙，烘乾，研為細末。

2. 黑芝麻、胡桃洗淨，烘乾，研為細末。

3. 杜仲、補骨脂、懷牛膝、山萸肉洗淨，放砂鍋中加適量清水連續煎熬3次，共取3次煎液。

4. 將獲取的3次煎液合併一起，先以武火，繼以文火濃縮至黏稠如膏時加入鹿茸粉、黑芝麻粉、胡桃粉和蜂蜜，再煮沸片刻，熄火，待冷後裝瓶。

服用方法： 每日1-2次，每次1匙，溫開水送服。

（4）桑椹酒

材料： 桑椹子1斤、糯米2斤、甜酒麴4兩。

製法： 1. 桑椹子搗爛，煮沸取汁，晾涼備用。

2. 糯米蒸熟，攤開晾涼，備用。

3. 甜酒麴研末，備用。

4. 將糯米飯、桑椹子汁、甜酒麴置於乾淨陶器中，拌勻密封，放置溫暖處。

5. 10天後，桑椹酒釀成，去渣，貯存於乾淨器皿中，加蓋備飲。

服用方法：每日3次，每次3錢。

囑其遵醫囑服用藥物外，宜勞逸結合，適量運動如打太極拳等以鍛鍊身體，增強體質。

蔡先生經治療後，脫髮漸漸減少至每天少於40根，頭頂頭髮漸漸增多、增粗，全頭白髮也漸漸減少，精神佳，腰膝痠軟症狀顯著好轉，飲食、睡眠、二便正常。

1993年8月26日，蔡先生經治療10個多月後覆診，頭髮生長已恢復正常狀態（詳見第171頁圖12治療後照片），自訴脫髮已很少，原頭頂部脫髮區的頭髮已明顯增多、增粗，全頭白髮也顯著減少，精神佳，飲食、睡眠、二便正常，身體健康無不適。

臨床療效判斷：痊癒。

5 小議

　　七寶美髯丹數百年來為中醫治療肝腎精血虧虛所致之鬚髮早白脫落，牙齒動搖，夢遺滑精，腰膝痠軟諸症之**常見良方**；根據現代藥理研究，七寶美髯丹能提高實驗動物在耐缺氧狀況下的應激生存能力，增加實驗動物血紅蛋白含量，明顯增加動物血清鐵含量，提高抗病能力和健康素質；同時，通過蛋白質合成、聚鐵及氧化氫酶活性增加，降低有害色素的累積，而生血和顏、紅潤肌膚，並能使頭髮營養潤澤[註六]。

〔註一〕　何首烏被廣泛用於強身健體、延年益壽和治療白髮、脫髮的歷史已逾千年，一般毒副作用較少；但必須指出的是，生何首烏有較大的毒性，臨床處方內服何首烏，一般均用製何首烏而不用生何首烏；有研究表明，何首烏經加熱蒸製後可使有致瀉作用的結合 醌衍生物水解成無致瀉作用的游離 z 恩 z 昆衍生物，緩和或消除瀉下的副作用，卵磷脂溶出增加，還原糖及總糖含量增加，能使饑餓動物肝糖元升高，免疫作用增強，故製何首烏味甘性溫入陰，能增強其滋陰補腎，養肝益血，烏鬚黑髮的功效（詳見葉定江、張世臣主編《中藥炮製學》，人民衛生出版社出版，2002年4月第1版第3次印刷第361頁）。

〔註二〕　詳見黃泰康主編《常用中藥成分與藥理手冊》，中國醫藥科技出版社出版，1994年4月第1版第1次印刷第1058頁。

〔註三〕　詳見陳可冀、李春生主編《新編抗衰老中藥學》，人民衛生出版社出版，1998年4月第1版第1次印刷第348頁。

〔註四〕　詳見黃泰康主編《常用中藥成分與藥理手冊》，中國醫藥科技出版社出版，1994年4月第1版第1次印刷第1117至1118頁。

〔註五〕　詳見陳可冀、李春生主編《新編抗衰老中藥學》，人民衛生出版社出版，1998年4月第1版第1次印刷第414頁。

〔註六〕　詳見黃榮宗、陳煥泓、吳大真主編《醫方臨證指南》，中國中醫藥出版社出版，1998年5月第1版第1次印刷第344至345頁。

肺氣陰兩虛脫髮證治

1 病因和臨床見證

本證病因可為先天稟賦不足，即由親代傳予子代，也可由外感六淫，或七情內傷，或虛勞房勞傷肺，肺主皮毛，肺氣陰兩虛則皮毛乾枯，髮失濡養而脫落。

臨床見證可表現為頭髮乾枯漸漸脫落，也可驟然成片頭髮脫落，甚至全身毛髮──包括頭髮、眉毛、鬍鬚、腋毛、陰毛、體毛等全脫落，患者形體或消瘦，或虛胖，精神不振、面色㿠白或潮熱顴紅、喘咳氣短、痰中帶血、肢疲體倦、舌質紅或淡紅，舌苔薄白或薄黃，脈細數。

2 治療原則

滋補肺腎、益氣養陰、固本培元以養髮生髮。

3 治療方藥

主方 ## 加味補肺湯

【方劑來源】

補肺湯源自唐・《千金要方》。如下加味補肺湯為本醫以補肺湯為基本方加減而成，臨床運用精製成丸劑，每日服2次，每次服2錢。

【方劑組成】

加味補肺丸由人參1斤、黃芪12兩、熟地黃半斤、五味子2兩、紫菀4兩、百部4兩、白芨2兩、沙參4兩、百合4兩、貝母6兩、胡桃仁半斤、沉香2兩、冬蟲夏草12兩組成。

【藥理作用】

人參、五味子、沉香已於本章第三節論述，黃芪於本章第四節論述，熟地黃於本章第一節論述而從略。

1. 紫菀

紫菀為菊科植物紫菀*Aster tataricus* L.F.的乾燥根和根莖。

根據中醫藥學，紫菀性味辛、苦、溫;歸肺經;功效潤肺下氣，消痰止咳，通調水道;常用量1錢5分至3錢;臨床對於陰虛之肺熱咳嗽，不宜單獨使用，須配合養陰藥。

根據現代藥理研究，紫菀含紫菀皂甙，紫菀次皂甙、葡萄糖、無羈萜、表無羈萜醇、槲皮素、植物甾醇葡萄糖皂甙、紫甲酮、毛葉醇、茴香醚、烴、脂肪酸、芳香酸、單萜甙等成分，具有如下五方面的藥理作用:

❶ 祛痰、鎮咳作用

紫菀皂甙能使呼吸道分泌物增加，從而具有祛痰作用;從紫菀根部的醇提取物中分離出一種無色針狀結晶對小白鼠實驗咳嗽，有鎮咳作用[註一]。

❷ 抗菌作用

紫菀在體外對大腸桿菌、痢疾桿菌、變形菌、傷寒桿菌、副傷寒桿菌、綠膿桿菌及霍亂弧菌等7種革藍氏陰性致病菌有一定抑制作用，並有對抗致病性真菌的作用（同上註一第848頁）。

❸ 抗病毒作用

紫菀水煎劑在雞胚尿囊中對流感病毒有明顯的抑制作用（同上註一第848頁）。

❹ 抗腫瘤作用

紫菀對艾氏腹水癌有抗癌作用（同上註一第848頁）。

❺ 毒副作用

紫菀含皂貳，有強烈的溶血作用，故不宜作注射（同上註一第848頁）。

2. 百部

百部為百部科植物直立百部 *Stemona tuberosa* (Miq.) Miq. 蔓生百部 *Stemona japonica* (BI.) Miq. 或對葉百部 *Stemona tuberosa* Lour. 的乾燥塊根。

根據中醫藥學，百部性味苦、甘、微溫；歸肺經；功效溫肺潤肺，下氣止咳，殺蟲；常用量8分至1錢5分；脾胃虛弱，大便溏泄者忌用。

根據現代藥理研究，百部含百部鹼、霍多林鹼、百部高鹼、異百部高鹼、原百部鹼、百部次鹼、斯替明鹼、斯替寧鹼等成分，具有如下五方面的藥理作用：

❶ 鎮咳作用

百部生物鹼能降低呼吸中樞的興奮性，抑制呼吸反射而具有鎮咳作用〔註二〕。

❷ 對支氣管平滑肌的作用

百部生物鹼有鬆弛支氣管平滑肌痙攣的作用（同上註二第823頁）。

❸ 殺蟲作用

體外試驗百部對頭虱和衣虱（白虱）均有明顯的殺滅作用，

並可殺死虱卵；百部對蟲蛆、孑孓、柑枯蚜、地老虎等十餘種害蟲也有殺滅作用（同上註二第823頁）。

❹ **抗病原菌作用**

百部對人型結核桿菌、白喉桿菌、葡萄球菌、肺炎球菌、綠膿桿菌及多種皮膚真菌均有抑制作用（同上註二第823頁）。

❺ **抗病毒作用**

動物實驗顯示，百部能降低亞洲甲型流感病毒對小鼠的致病力，對未感染流感病毒的小鼠有一定的預防作用，對已感染病毒的小鼠也有一定的治療作用（同上註二第823頁）。

3. 白芨

白芨為蘭科植物白芨 *Bletilla striata* (Thunb) Reichb. f. 的乾燥塊莖。

根據中醫藥學，白芨性味苦、甘、澀、微寒；歸肺、肝、胃三經；功效補肺生肌，化瘀止血；常用量8分至1錢5分；外感咳嗽帶血，肺癰初起以及肺胃有實熱者忌用。

根據現代藥理研究，白芨含羥基苯甲酸、原兒苯酸、對羥基苯甲醛，雙苄基類化合物、雙氫菲類化合物、全甲基化芪類化合物等成分，具有如下五方面的藥理作用：

❶ **止血作用**

動物實驗顯示，白芨具有止血作用；白芨止血作用的原理與其所含的膠狀成分有關，止血可能是物理性的作用[註三]。

❷ **對胃粗黏膜的保護作用**

動物實驗顯示，白芨具有保護胃黏膜細胞免受鹽酸損傷的作用（同上註三第738頁）。

❸ **預防腸黏連的作用**

動物實驗顯示，白芨對實驗動物具有預防腸黏連的作用（同上註三第738頁）。

❹ 抑菌作用

白芨對革藍氏陽性菌和人型結核桿菌有顯著的抑制作用；白芨對奧杜益氏小芽胞癬菌有抑制作用（同上註三第738頁）。

❺ 代血漿作用

2％的白芨製劑可起到代血漿的作用，並有維持血容量和提高血壓的作用（同上註三第738頁）。

4. 沙參

沙參為傘形科植物珊瑚菜 *Glehnia lietorlis* Fr. Schmidt ex Miq. 的乾燥根。

根據中醫藥學，沙參性味甘、微苦、微寒；歸肺、胃二經；功效養陰清肺，益胃生津，除虛熱，祛痰止咳；《神農本草經》列為上品，記載：「沙參⋯⋯補中，益肺氣。久服利人。」常用量1錢5分至3錢；風寒咳嗽忌用。

根據現代藥理研究，沙參含珊瑚草素，佛手柑內酯，補骨脂素，花椒毒素，花椒毒酚，東莨菪鹼，K生物鹼素，沙參多糖等成分，具有如下六方面的藥理作用：

❶ 祛痰作用

沙參具有祛痰作用，其作用可持續達4小時以上，尤其對於老年肺熱燥咳，具有養肺陰，清肺熱，祛痰止咳之功[註四]。

❷ 對紅血球的作用

1：40的沙參浸液無溶血現象，但能與紅血球作用變色而發生渾濁沉澱[註五]。

❸ 抗真菌作用

北沙參水浸劑對小芽胞癬菌等皮膚真菌有不同程度的抑制作用〔同上註四第472頁〕。

❹ 解熱鎮痛作用

動物實驗顯示，沙參具有降低體溫和鎮痛的作用[註六]。

⑤ 對心血管系統的作用

低濃度沙參具有加強心臟收縮，稍升血壓和加強呼吸的作用；高濃度則抑制心臟收縮直至心室停跳（同上註六第1303頁）。

⑥ 免疫抑制作用

北沙參多糖有免疫抑制活性（同上註六第1303頁）。

5. 百合

百合為百合科植物卷丹 *Lilium lanciqolium* Thumb.，百合 *Lilium brownii* F. E. Brown var. viri-dulum Baker 或細葉百合 *Lilium pumilum* DC. 的乾燥肉質鱗葉。

根據中醫藥學，百合性味甘、苦、寒；歸心、肺二經；功效養陰潤肺，清心安神；《神農本草經》記載：「百合……利大小便，補中益氣。」常用量1錢5分至3錢；風寒咳嗽，中寒便溏者忌用。

根據現代藥理研究，百合含秋水仙鹼、澱粉、蔗糖、脂肪、蛋白質、胡蘿葡素、菸酸、維生素 B_1、B_2、C，礦物元素鈣、鐵、鉀、磷等物質，具有如下六方面的藥理作用：

❶ 調節免疫功能

百合水提物對免疫抑制劑環磷酰胺引起的白血球減少症有預防作用[註七]。

❷ 強壯作用

動物實驗顯示，百合水提液對煙燻「肺氣虛型」、「甲亢陰虛型」、「腎上腺皮質激素陰虛型」的小鼠負荷游泳，能明顯地延長其游泳時間，能顯著延長小鼠耐常壓缺氧時間（同上註七第290頁）。

❸ 止咳、祛痰、平喘作用

動物實驗顯示，百合水或醇提取物對實驗動物可增加肺灌流量，對化學物質所致咳嗽有明顯的鎮咳作用，對過敏性哮喘具有

明顯的對抗作用，能增強呼吸道排泄功能而有明顯的祛痰作用（同上註七第290頁）。

❹ **雌激素樣作用**

百合所含的秋水仙鹼能延長大鼠動情期和動情後期，縮短間情期和動情前期，具有雌激素樣作用（同上註七第290頁）。

❺ **抗癌作用**

百合所含的秋水仙鹼能抑制癌細胞的增殖[註八]。

❻ **毒副作用**

百合所含的秋水仙鹼的毒性有骨髓抑制和胃腸道症狀如噁心、嘔吐、食慾減退、腹瀉、便秘等，有的可產生腸麻痺、四肢酸痛，少數患者可引致脫髮和心電圖改變（同上註八第820頁）。

6. 貝母

川貝母為百合科植物川貝母 *Fritillara cirrhosa* D. Don 的乾燥鱗莖。

根據中醫藥學，川貝母性味苦、甘、微寒；歸心、肺二經；功效清熱潤肺，化痰止咳；常用量1錢5分至3錢；脾胃虛寒及有寒飲濕痰者忌用，不能與烏頭類藥材同用。

根據現代藥理研究，川貝母含屬生物鹼的西貝母鹼類化合物，糖類，有機酸、皂甙、甾醇類、內酯香豆素類等成分，具有如下三方面的藥理作用：

❶ **鎮咳作用**

動物實驗顯示，貝母總生物鹼及非生物鹼部分均有鎮咳作用，止咳效果隨劑量加大而增加[註九]。

❷ **祛痰作用**

實驗顯示，栽培的川貝和野生川貝均有祛痰作用，且祛痰效果均隨劑量加大而增強（同上註九第409頁）。

❸ **降低痛閥**

　　動物實驗顯示，川貝可使實驗動物的痛閥降低（同上註九第410頁）。

7. 胡桃仁

　　胡桃仁為胡桃科植物胡桃 *Juglans regia* L.的乾燥成熟種子。

　　根據中醫藥學，胡桃仁性味甘、溫；歸腎、肺二經；功效補腎固精，溫肺定喘，烏髮潤膚，潤腸通便；常用量1錢5分至3錢；痰火積熱及陰虛火旺者忌服。

　　根據現代藥理研究，胡桃仁含亞油酸甘油酯、亞麻酸、油酸甘油酯、蛋白質、碳水化合物、胡蘿蔔素、核黃素、礦物元素鈣、磷、鐵等物質，具有如下六方面的藥理作用：

❶ **對膽固醇的影響**

　　胡桃仁可影響膽固醇的體內合成，氧化和排泄，有降低膽固醇的作用[註十]。

❷ **增加體重和增加血清白蛋白的作用**

　　動物實驗顯示，給實驗動物餵食含胡桃油的混合脂肪食物，可使動物的體重增加加快，並能使血清白蛋白增加（同上註十第507頁）。

❸ **抗衰老作用**

　　胡桃仁有拮抗實驗動物氯化高汞致衰老和誘變作用（同上註十第507頁）。

❹ **鎮咳作用**

　　動物實驗顯示，胡桃仁有鎮咳作用[註十一]。

❺ **對支氣管的解痙作用**

　　胡桃仁對支氣管平滑肌有抗組織胺的致痙作用（同上註十一第667頁）。

⑥ 治療尿道結石

臨床上，用胡桃仁治療尿道結石，一般在服藥數天即能一次或多次排石，且較服藥前變小變軟，或分解於尿液中而呈乳白色，此推斷有化石作用（同上註十第507頁）。

8. 冬蟲夏草

冬蟲夏草為麥角菌科真菌冬蟲夏草 *Cordyceps sinensis* (Berk.) Sacc. 寄生在蝙蝠蛾科昆蟲幼蟲上的子座和幼蟲尸體的復合體。

根據中醫藥學，冬蟲夏草性味甘、溫；歸肺、腎二經；功效益肺腎，補精髓，止血化痰，常用量1錢5分至3錢；有表邪及內熱者慎用。

根據現代藥理研究，冬蟲夏草含有9個甾醇及其衍生物如麥角甾醇、膽甾醇、β-穀甾醇、胡蘿蔔甙等，11個核甙類化合物如腺嘌呤、腺甙、尿嘧啶、烏嘌呤、胸腺嘧啶等，幾乎人體所需的全部氨基酸和一些肽類物質，多種糖類包括蟲草多糖和單糖，多種有機酸如軟脂酸、硬脂酸、油酸和亞油酸等，維生素類物質如維生素 B_{12}、維生素C等；多種無機元素如磷、鎂、鐵、鈣、鈉、鉀、錳、銅、鋁、硅、鋅、鎳、鍶、鈦、鉻、硒等以及D-甘露醇等物質，具有如下九方面的藥理作用：

❶ 抗衰老作用

動物實驗顯示，冬蟲夏草具有抗自由基、降血脂，防止動脈粥樣硬化，增加老年動物存活率等抗衰老作用[註十二]。

❷ 增強免疫功能

動物實驗顯示，冬蟲夏草及其製劑能明顯增大實驗動物血碳清除率和肝脾吞噬系數，能使脾臟增大，單核一巨噬細胞系統功能增強，增強自然殺傷細胞（NK）的活性，增強體液免疫功能和對細胞免疫功能起調節作用（同上註十二第252頁）。

❸ **對腎臟的保護作用**

　　動物實驗顯示，冬蟲夏草對氨基糖甙藥物（如慶大霉素等）引起的腎功能損害有明顯的保護作用；臨床上，人工蟲草能使慢性腎功能衰竭的患者血漿非必需氨基酸有所降低，必需氨基酸與非必需氨基酸的比值上升，這些作用，可能與補充必需氨基酸、使氮利用率提高有關（同上註十二第253頁）。

❹ **促進造血和抗血小板凝集的作用**

　　動物實驗顯示，冬蟲夏草具有顯著促進實驗動物骨髓造血幹細胞增殖，促進造血的作用；另外，冬蟲夏草具有明顯抗血小板聚集的作用[註十三]。

❺ **對呼吸系統的作用**

　　冬蟲夏草具有明顯擴張支氣管、祛痰和平喘的作用；臨床上，有報道冬蟲夏草製劑治療慢性支氣管炎總有效率達82.9%（同上註十三第733頁）。

❻ **對心血管系統的作用**

　　動物實驗顯示，冬蟲夏草具有減慢心率，降低血壓，增加冠狀動脈血流量，減少心肌耗氧量，保護心肌，提高耐缺氧能力和延長缺氧動物的存活時間；冬蟲夏草尚有抗心律失常的作用（同上註十三第731頁）。

❼ **對中樞神經系統的作用**

　　動物實驗顯示，冬蟲夏草能顯著減少實驗動物的自發活動，具有抗驚厥和延長戊巴比妥鈉的睡眠時間；冬蟲夏草還具有降低正常動物體溫的作用（同上註十三第730頁）。

❽ **雄激素樣作用**

　　冬蟲夏草具有一定的雄激素樣作用和抗雌激素樣作用，對性功能紊亂有調節恢復作用；臨床上，冬蟲夏草治療性功能障礙有一定療效（同上註十三第733頁）。

❾ 抗腫瘤作用

動物實驗顯示，天然蟲草和人工蟲草均有抑制腫瘤的作用（同上註十三第732頁）。

【功效和方解】

加味補肺湯功效潤肺補腎，益氣養陰，化痰止咳平喘，潤膚養顏美髮。

方中人參大補元氣，健脾益肺生津，通脈安神；黃芪補氣固表利水排毒，斂瘡生肌，參芪合用，大補元氣，健旺肺脾；冬蟲夏草補益肺腎，滋養精髓；胡桃仁溫肺補腎，固精定喘，潤膚烏髮；熟地黃滋陰補血，益精填髓；五味子斂陰固澀，益氣生津，補腎寧心；冬蟲夏草、胡桃仁、熟地黃、五味子合用，補肺腎，益精髓，潤肌膚，烏鬚髮；沙參養陰生津，清肺祛痰；百合養陰潤肺；川貝母潤肺化痰；紫菀潤肺消痰；百部溫肺、潤肺、殺蟲止咳；白芨補肺生肌；沉香溫腎納氣；諸藥合用，補肺腎，填精髓，益氣血，滋陰液，化痰止咳、平喘，潤膚養顏美髮。

【主治】

肺氣陰兩虛引致之脫髮等病症。

【禁忌症】

外感、內熱均禁忌，脾虛大便溏泄者慎用。

【隨症加減】

1. 伴**潮熱者**酌加功勞葉、銀柴胡、青蒿、鱉甲、石斛、胡黃連等；
2. 伴**食少、腹脹、便溏者**去熟地黃，酌加陳皮、茯苓、春砂仁、法半夏、炒扁豆、炒苡仁等；
3. 伴**盜汗者**酌加烏梅、浮小麥、炙麻黃根等；

④ 伴痰黃稠者酌加桔梗、桑白皮、杏仁、前胡、黃芩、魚腥草等；

⑤ 若懷疑為肺癆者應立即轉介西醫，西藥有特效抗癆藥，中藥輔助，中西結合，療效更好。

4 醫案選錄

病　例： 陳先生，男性，32歲，1994年10月8日初診。

主　訴： 頭髮乾枯脫落伴頭皮屑多和頭癢4年。

現病史： 自訴自幼身體虛弱，容易傷風感冒及咳嗽，近4年來頭髮乾枯容易脫落，伴頭皮屑多和頭癢，曾服用市售生髮藥和看中、西醫治療均療效欠佳，現每天脫落頭髮大約有100根，前額頂大片頭髮嚴重脫落稀少呈半禿狀態來診（詳見本頁圖13治療前照片）。

平素飲食、睡眠、二便正常。

既往史： 除上述病史外，無特殊。

家族史： 無特殊。

檢　查： 頭髮乾枯稀少，前額頭頂大片頭髮脫落呈半禿狀態，輕度用力梳摸頭髮3次見5根頭髮脫落，其中3根為

圖13　肺氣陰兩虛脫髮男士治療前後照片

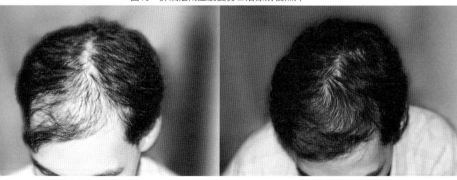

1994年10月8日治療前　　　　　　　　　　　1995年1月26日治療後

衰老頭髮，2根為中幼髮，脫落頭髮毛乳頭萎縮，頭皮乾燥，有頭皮屑，面色稍晄白，消瘦，唇色偏淡，舌質淡紅，舌苔薄白，脈細數。

臨床診斷： 肺氣陰兩虛脫髮。

治療原則： 滋補肺腎，益氣養陰，固本培元以潤膚養顏，養髮生髮。

治療方藥及醫囑： 1. 每日上、下午半空腹溫開水送服上述加味補肺湯為主方精製成的藥丸2錢；

2. 外擦由人參、黃芪、當歸、川芎、肉桂、乾薑、羌活、何首烏等配製而成的生髮精；

3. 提供如下食療方供參考。

（1）水鴨燉冬蟲夏草

材料： 水鴨1隻約1斤重、冬蟲夏草5錢、精瘦火腿肉2兩，生薑、料酒、精鹽各適量。

製法： 1. 宰殺水鴨，去毛及內臟，清洗乾淨後切塊；放沸水中汆一下，撈起，瀝去水分，備用。

2. 火腿肉放沸水中滾片刻，撈起過冷水，瀝去水分，切成薄片備用。

3. 生薑洗淨，切片備用。

4. 冬蟲夏草洗淨，備用。

5. 將水鴨、冬蟲夏草、火腿、生薑、料酒和少許精鹽放入燉體中，加清水4碗，隔水先以武火燉15分鐘，繼以文火燉3小時，去除浮於上面的雜質、泡沫和油脂後上桌。

服用方法： 喝湯一碗，水鴨肉、火腿肉和冬蟲夏草依情況適量吃用。

（2）胡桃粥

材料： 胡桃2兩5錢、糙粳米5兩。

製法： 1. 胡桃仁炒乾，研成粉末狀備用。

2. 糙梗米洗淨，加適量清水煮成粥，將研成粉末的胡桃仁加入糙梗米粥中混和，再煮片刻後便可裝碗。

服用方法： 作正餐或點心吃用。

（3）人參燕窩

材料： 人參1錢、燕窩3錢、冰糖適量。

製法： 1. 人參洗淨，冷清水浸濕變軟後切成薄片備用。

2. 燕窩浸冷清水中泡開，揀去雜質，淘淨備用。

3. 將人參、燕窩放燉盅中，加適量冰糖和清水，隔水文火燉2小時，熄火後便可上桌。

服用方法： 作點心食用。

囑其遵醫囑服用藥物外，宜注意起居飲食，避免吃生冷寒涼或煎炸辛熱食品，勞逸結合，適量運動如打太極拳等以鍛鍊身體。

陳先生經治療後，脫髮漸漸減少至每天少於30根，頭髮生長情況漸漸改善，頭髮慢慢增多、增粗和變黑，身體健康情況也明顯改善，沒有再傷風感冒，面色也紅潤，飲食、睡眠、二便均正常。

1995年1月26日，陳先生經治療3個多月後覆診，頭髮較治療前明顯增多、增粗和變黑（詳見第187頁圖13治療後照片），除前額頭頂頭髮較稀疏外，全頭頭髮生長情況正常，自訴脫髮很少，每天脫髮僅20至30根，無頭皮屑，無頭癢，精神佳，身體健康無不適，飲食、睡眠、二便正常。

臨床療效判斷： 顯效。

5 小議

經曰：肺主氣，外合皮毛。又曰：肺熱者，色白而毛敗。中醫認為，人體臟器肌膚之生命活動，有賴肺氣的維持，肺臟病損

則津液營血不能隨氣輸佈臟腑肌膚，以致髮失濡養而脫落，治療時宜針對病因，根治病源，辨證論治，對症下藥；若懷疑肺癆病例，宜立即轉介西醫，以免延誤病情。

〔註一〕　詳見「全國中草藥匯編」編寫組編著《全國中草藥匯編‧上冊》人民衛生出版社出版，1983年5月第1版第2次印刷第848頁。

〔註二〕　詳見黃泰康主編《常用中藥成分與藥理手冊》，中國醫藥科技出版社出版，1994年4月第1版第1次印刷第822頁。

〔註三〕　詳見黃泰康主編《常用中藥成分與藥理手冊》，中國醫藥科技出版社出版，1994年4月第1版第1次印刷第737至738頁。

〔註四〕　詳見陳可冀、李春生主編《新編抗衰老中藥學》，人民衛生出版社出版，1998年4月第1版第1次印刷第472頁。

〔註五〕　詳見「全國中草藥匯編」編寫組編著《全國中草藥匯編‧上冊》人民衛生出版社出版，1983年5月第1版第2次印刷第397頁。

〔註六〕　詳見翁維良、房書亭主編《臨床中藥學》，河南科學技術出版社出版，2001年1月第1版第2次印刷第1303頁。

〔註七〕　詳見陳可冀、李春生主編《新編抗衰老中藥學》，人民衛生出版社出版，1998年4月第1版第1次印刷第290頁。

〔註八〕　詳見黃泰康主編《常用中藥成分與藥理手冊》，中國醫藥科技出版社出版，1994年4月第1版第1次印刷第820頁。

〔註九〕　詳見黃泰康主編《常用中藥成分與藥理手冊》，中國醫藥科技出版社出版，1994年4月第1版第1次印刷第409頁。

〔註十〕　詳見陳可冀、李春生主編《新編抗衰老中藥學》，人民衛生出版社出版，1998年4月第1版第1次印刷第507頁。

〔註十一〕詳見「全國中草藥匯編」編寫組編著《全國中草藥匯編‧上冊》人民衛生出版社出版，1983年5月第1版第2次印刷第667頁。

〔註十二〕詳見陳可冀、李春生主編《新編抗衰老中藥學》，人民衛生出版社出版，1998年4月第1版第1次印刷第251頁。

〔註十三〕詳見黃泰康主編《常用中藥成分與藥理手冊》，中國醫藥科技出版社出版，1994年4月第1版第1次印刷第731頁。

第八節 五內虧虛脫髮證治

1 病因和臨床見證

本證可因年邁體弱，臟腑功能衰敗，精氣血虧虛而鬚髮變白，乾枯脫落；也可因先天不足，或後天失養，七情內傷，虛勞房勞以及因病誤治失治引致五臟內傷，精氣血虧耗而令年輕人未老先衰，早白早禿。

臨床見證可表現為精神不振，面色無華，懶言怠倦，形體消瘦或虛胖，腰膝痠軟無力，舌質偏淡或淡紅，舌苔薄白或白膩，脈虛細或速或遲，男子或伴陽萎早泄，女子可伴月事紊亂或宮冷不孕。

2 治療原則

調補五內，滋養精氣血，固本培元以養髮生髮。

3 治療方藥

主方 十八子培元丸

【方劑來源】

十八子培元丸為本醫臨床經驗方。

【方劑組成】

十八子培元丸由沙苑子8兩、蒺藜子4兩、冬豆子6兩、巨勝子6兩、桑椹子6兩、枸杞子6兩、女貞子8兩、人參子8兩、五

味子1兩、車前子3兩、蛇床子2兩、菟絲子3兩、覆盆子2兩、金櫻子2兩、胡故子2兩、柏子仁2兩、酸棗仁2兩、胡桃仁6兩、旱蓮草8兩、冬蟲夏草8兩、靈芝8兩、九製何首烏8兩精製煉蜜為丸，每日上、下午半空腹溫開水送服2錢。

【藥理作用】

女貞子、旱蓮草已於本章第一節論述，五味子、菟絲子於本章第三節論述，枸杞子於本章第五節論述，胡故子(即為補骨脂)、製何首烏於本章第六節論述，胡桃仁、冬蟲夏草於本章第七節論述而從略。

1. 沙苑子

沙苑子為豆科植物扁莖黃芪*Astraglus Conplanatus R. Br.*的乾燥成熟種子。

根據中醫藥學，沙苑子性味甘、溫；歸肝、腎二經；功效溫補肝腎，益精明目;《神農本草經》列為上品，記載:「久服長肌肉，明目輕身。」常用量2錢至4錢；相火煩盛，陽強易舉及媾精難出者忌服。

根據現代藥理研究，沙苑子含沙苑子甙、沙苑子新甙、沙苑子楊梅甙等黃酮甙類化合物，14種氨基酸，其中包括賴氨酸、蘇氨酸、纈氨酸、蛋氨酸、亮氨酸、異亮氨酸、苯氨酸等7種人體必需氨基酸、多肽、蛋白質、甾醇、脂肪酸、酚類、鞣質、三萜類、生物鹼、維生素A以及礦物質鈣、鎂、銅、鋅、鉻、錳、鎳、錫、氟等元素，具有如下五方面的藥理作用：

❶ **對血液流變學的影響**

動物實驗表明，餵高脂飼料加沙苑子總黃酮的動物較單純餵高脂飼料的動物血液流變學指標均有不同程度改善，全血比黏度

及全血還原黏度有明顯的下降，紅血球壓積升高，血沉減慢，紅血球電泳時間加快，厭食和活動減少等症狀減輕[註一]。

❷ **對心血管系統的影響**

動物實驗表明，沙苑子具有降低血壓，減慢心率，降低心肌張力時間指數，降低血管阻力以及增加腦流量的作用（同上註一第1090頁）。

❸ **增強免疫功能**

沙苑子具有提高脾淋巴細胞轉化率，增強吞噬細胞活力，促進代謝以及提高機體特異性和非特異性免疫功能[註二]。

❹ **抗炎作用**

沙苑子具有抗炎作用，其作用機理可能與阻止組胺過量釋放而引起的組織水腫和增加毛細血管通透性有關（同上註一第1091頁）。

❺ **其他作用**

沙苑子有抗利尿作用，對氟骨症有治療作用，也有鎮痛作用，降血脂作用[註三]。

2. 蒺藜子

蒺藜子為蒺藜科植物蒺藜*Tribulus terrestris* L.的乾燥成熟果實。

根據中醫藥學，蒺藜子性味辛、苦、微溫，有小毒；歸肝經；功效平肝解鬱，散風明目，行血祛瘀，止癢，補腎益精；《神農本草經》記載：「主惡血，破癥結積聚，喉痹，乳癰，久服長肌肉，明目，輕身。」常用量1錢5分至3錢；血虛津枯者慎用。

根據現代藥理研究，蒺藜子含甾體皂甙、β-穀甾醇、菜油甾醇、黃酮類化合物蒺藜甙、山奈酚、揮發油、脂肪、鞣酸樹脂、生物鹼，氨基酸和鉀等成分，具有如下九方面的藥理作用：

❶ 對心臟的作用

蒺藜皂貳可增強心臟收縮力，減慢心率，擴張冠狀動脈和外周血管，抗心臟缺血、保護心臟的作用[註四]。

❷ 抗動脈硬化和抗血小板凝集作用

動物實驗表明，蒺藜貳有降低實驗性血高膽固醇症的膽固醇水平，升高卵磷脂膽固醇比值，以及阻止動脈、心肌和肝臟的脂質沉着（同上註四第1711頁）。

❸ 強壯和延緩衰老作用

蒺藜皂貳具有增強動物對高溫、低溫、缺氧和游泳應激刺激的能力，抑制大劑量氫化可的松引起的「耗竭」現象發生，對ACTH引起的維生素C下降起保護作用（同上註四第1711頁）。

❹ 抗氧化作用

蒺藜具有清除超氧自由基和抑制肝細胞膜脂質過氧化能力[註五]。

❺ 性強壯作用

蒺藜總皂貳具有促進精子產生的作用，對雌性動物能促進潛在情慾，增強生育能力，無毒性和致畸性（同上註五第503頁）。

❻ 對抗環磷酰胺的作用

蒺藜多糖對環磷酰胺誘發的染色體和DNA（脫氧核糖核酸）損傷有明顯的保護作用（同上註五第503頁）。

❼ 對消化系統的作用

蒺藜生物鹼及水溶液均能抑制小腸運動，與乙酰膽鹼表現拮抗（同上註五第503頁）。

❽ 對泌尿系統的作用

蒺藜子具有提高腎肌酐清除作用（同上註五第503頁）。

❾ 毒性

蒺藜含硝酸鉀，進入體內後被酶還原成亞硝鉀，可引起高鐵血紅蛋白而產生窒息（同上註五第503頁）。

3. 冬豆子

冬豆子為豆科植物大豆 *Glycine max* (L.) Merr 的黑色種子。

根據中醫藥學，冬豆子性味甘、平；歸脾、腎二經；功效補腎鎮心，活血解毒，利水下氣；常用量3錢至4錢；不宜與厚朴和蓖麻子同用，消化不良者少食。

根據現代藥理研究，冬豆子含蛋白質、油酸、亞油酸、α-亞麻酸、食物纖維、維生素 B_1、B_2、菸酸、胡蘿蔔素、大豆黃酮、大豆甙、染料木甙、卵磷脂、膽鹼、礦物質鐵、鈣等元素，具有如下六方面的藥理作用：

❶ 雌激素樣作用和抗癌作用

冬豆子所含的大豆黃酮，染料木甙能增加子宮重量，具有雌激素樣作用[註六]。

雌激素會刺激某些雌激素感受性腫瘤的生長（如乳癌和前列腺癌），冬豆子所含的異黃酮在體內會轉變成類似雌激素樣的物質——ekuol，而 ekuol 會使雌激素的根源化合物——雌素二醇失去作用，阻止它附着在雌激素感受性細胞上，以避免腫瘤受刺激而生長。實驗表明，大豆異黃酮確能抑制癌症，對乳癌和前列腺癌特具抑制作用[註七]。

❷ 降低膽固醇、預防動脈硬化

冬豆子所含的亞油酸、具有降低膽固醇的作用；冬豆子所含的纖維質，可以縮短食物通過結腸的時間，降低脂質和膽固醇的吸收，從而降低膽固醇值，預防動脈硬化和降低心臟病、腦中風、糖尿病（同上註七第437頁）。

❸ 抗氧化、防衰老

冬豆子所含的異黃酮和植酸均為抗氧化物，具有抗氧化和防衰老的功效（同上註七第437頁）。

❹ 預防骨質疏鬆和減少更年期症狀

冬豆子所含的異黃酮具有增加骨質密度，預防骨質疏鬆和減輕女性更年期症狀的功效（同上註七第437頁）。

❺ 通便和預防結腸癌的作用

冬豆子富含纖維質，能縮短食物通過結腸的時間，減少身體吸收致癌物質，具有預防結腸癌的作用（同上註七第437頁）。

❻ 解痙作用

大豆黃酮對小腸有解痙作用，其效力為罌粟鹼的37%（同上註六第416頁）。

4. 巨勝子

巨勝子為胡麻科植物脂麻 *Sesamun indicum b.* 的成熟乾燥種子。

根據中醫藥學，巨勝子性味甘、平；歸肝、腎、大腸三經；功效補肝腎，益精血，潤五臟；《神農本草經》列為上品，記載：「主傷中虛羸，補五內，益氣力，長肌肉，填腦髓，久服輕身不老。」常用量2錢至4錢；脾虛中滿者勿服。

根據現代藥理研究，巨勝子含油酸、亞油酸、棕櫚酸、硬脂酸、花生酸、二十二烷酸、二十四烷酸的甘油脂，維生素A、維生素B_1、B_2、葉酸、菸酸、維生素E、草芝麻素、芝麻林素、芝麻酚、蛋白質、細胞色素C、植物甾醇、卵磷脂、車前糖、芝麻糖、澱粉分解酶以及人體必需元素鈣、磷、鐵等物質，具有如下六方面的藥理作用：

❶ 抗氧化作用

巨勝子中的維生素E和麻油酮均具有抗氧化作用，可防止脂肪被氧化，有助防止動脈硬化、心臟病和腦中風的發生[註八]。

❷ 降低膽固醇的作用

巨勝子中的亞油酸等不飽和脂肪酸有降低膽固酸值的作用；

麻油酮有助排泄膽固醇的作用，故能有效預防和改善動脈硬化和高血壓（同上註八第582頁）。

❸ **對糖代謝的影響**

巨勝子有降低血糖、增加肝臟和肌肉糖原含量的作用，但大量反而降低糖原含量（同上註八第582頁）。

❹ **延緩衰老的作用**

巨勝子能降低動物肝臟和睪丸中脂褐質水平，升高血漿中生育酚含量，具有推遲衰老現象發生的功效（同上註八第583頁）。

❺ **其他作用**

巨勝子中的芝麻素具有抑制不飽和脂肪酸的氧化作用；巨勝子所含的蛋氨酸具有調整肝機能的作用；色氨酸對中樞神經系統有安定作用（同上註八第582頁）。

❻ **毒副作用**

巨勝子有致瀉作用；榨油後的渣對家畜有毒，會引起絞痛、震顫、呼吸困難、脹氣、咳嗽；小牛餵食過多巨勝子則引起濕疹、脫毛和瘙癢（同上註八第582頁）。

5. 桑椹子

桑椹子為桑科植物桑 *Morus alba* L. 的乾燥成熟果穗。

根據中醫藥學，桑椹子性味甘、酸、寒；歸肝、腎二經；功效補肝益腎，養血祛風，明耳目，烏鬚髮；常用量3錢至5錢；大便溏瀉者忌服。

根據現代藥理研究，桑椹子含芳香甙、花青素甙、生物鹼、蘆丁、胡蘿蔔素、維生素A、B_1、B_2、E、菸酸、蛋白質、糖類、油酸、亞油酸、棕櫚酸、鞣酸、葡萄糖丁二酸、菊色素、矢車菊素、黏液質、磷脂和礦物質鈣等成分，具有如下四方面的藥理作用：

❶ 促進造血功能

動物實驗表明，桑椹子能升高血色素和紅血球，具有促進造血的功能[註九]。

❷ 調節免疫功能

動物實驗表明，桑椹子具有提高細胞免疫功能和抑制體液免疫抗體形成的作用，具有調節免疫平衡的功效（同上註九第337頁）。

❸ 對 $Na^+ - K^+ - ATP$ 酶的影響

桑椹子能降低紅血球膜 $Na^+ - K^+ - ATP$ 酶活性，此酶與機體產熱有關，因此，認為桑椹子降低 $Na^+ - K^+ - ATP$ 酶活性可能是桑椹子滋陰作用的原理之一（同上註九第337頁）。

❹ 其他藥理作用

桑椹子含有維生素、蛋白質、生物鹼、這些物質均具有對人體有益的藥理作用（同上註九第338頁）。

6. 人參子

人參子為五加科植物人參Panax ginseng C. A. Mey.之乾燥果實。

根據中醫藥學，人參子性味甘、溫；歸肺、胃二經；功效益氣強心補腎，生津止渴，補脾健胃，調經活血；常用量2錢至3錢；表邪未解及陰虛火旺者勿用。

根據現代藥理研究，人參子含人參皂甙Rb1、Rb2、Rc、Rd、Re、Rg1、Rg2、Rh1、Rh2等與人參根相對應的皂甙、但總皂甙含量遠較人參根為多，約為人參根的4倍，人參子還含人參多糖、蛋白質、氨基酸包括人體必需的蘇氨酸、纈氨酸、蛋氨酸、亮氨酸、異亮氨酸、苯丙氨酸、賴氨酸等，人參揮發油、內酯類化合物、酚性物質、有機酸、維生素以及礦物質鉀、鈉、鈣、鎂、鐵、鋁、銅、鋅、錳、鎘、鈷、鉬、鉛、鎳等元素，具有強壯機體、增強免疫功能，促進造血，促進蛋白質合成，降低血脂，

防止動脈硬化，抗腫瘤，抗衰老等與人參根相類同的功效（詳見本章第三節有關人參之藥理作用，本處從略）。

7. 車前子

車前子為車前科植物車前 *Plantago asiatica* L. 或平車前 *Plantago depressa* Willd. 的乾燥成熟種子。

根據中醫藥學，車前子性味甘、微寒；歸肝、腎、肺、小腸諸經；功效清熱利尿，滲濕通淋，清肝明目、祛痰；《神農本草經》列為上品，記載：「主氣癃，止痛，利水道小便，除濕痹。久服輕身耐老。」常用量2錢5分至4錢；陽氣下陷，腎虛精滑者慎服。

根據現代藥理研究，車前子含車前子酸、琥珀酸、腺嘌呤、膽鹼、棕櫚酸、硬脂酸、花生酸、亞油酸、亞麻酸、右旋木糖、右旋半乳糖醛酸、左旋鼠李糖、右旋半乳酸、左旋阿拉伯糖、車前子糖、蛋白質、氨基酸、維生素 A 樣物質，維生素 B 以及具有抗氧化作用的環烯醚萜甙類物質等，具有如下三方面的藥理作用：

❶ **利尿作用**

經動物犬、兔以及人利尿實驗均表明車前子具有增加水分、尿素、尿酸和氯化物的排泄作用[註九]。

❷ **對心血管的作用**

動物實驗表明，小劑量車前子甙能使家兔心跳變慢、振幅加大，血壓升高；大劑量則可引起心臟麻痹，血壓降低（同上註九第550頁）。

❸ **對關節囊的作用**

動物實驗表明，車前子煎劑少量多次注入兔膝關節腔，先發生滑膜炎症，繼則結締組織增生，因此有使鬆弛了的關節囊恢復原有緊張的可能；臨床上可用於顳下頜關節半脫位（同上註九第550頁）。

8. 蛇床子

蛇床子為傘形科植物蛇床 enidium monnieri (L.) Cuss. 的乾燥成熟果實。

根據中醫藥學，蛇床子性味辛、苦、溫；歸脾、腎二經；功效溫腎助陽，燥濕、祛風、殺蟲；《神農本草經》列為上品，記載：「久服輕身。」常用量1錢至3錢；陰虛者慎用。

根據現代藥理研究，蛇床子含蒎烯、莰烯、異龍腦、異戊酸龍腦酯，甲氧基歐芹酚、蛇床明素、蛇床定、佛手甘內酯、當歸酸酯、乙酸醋、異戊酸醋、蛇床素、蛇床子總香豆素等化合物質，具有如下七方面的藥理作用。

❶ 抗衰老作用

動物實驗表明，蛇床子液灌胃對氫化可的松造型小鼠在游泳、爬繩等活動體力方面均有顯著提高，且可使其SOD值升高，使性激素 E2/T 比值降低；臨床上用於治療老年人因腎陽不足出現的衰老現象，無論男女均有療效[註十]。

❷ 增強免疫功能

蛇床子素和蛇床子總香豆素是免疫增強劑，能增強機體免疫功能，動物實驗表明，蛇床子素和蛇床子總香豆素可明顯提高陽虛小鼠腹腔巨噬細胞吞噬功能和血清溶血素水平，提高脾淋巴細胞對 eonA 的增殖反應（同上註十第485頁）。

❸ 性激素樣作用

動物實驗顯示，蛇床子乙醇提取物，小鼠每天皮下注射，連續32天，能延長動情期，卵巢及子宮重量增加，有類似性激素樣作用；用小鼠前列腺、精囊、提肛肌增加重量的方法，證明蛇床子提取物有雄激素樣作用（同上註十第485頁）。

❹ 抗心律失常作用

動物實驗顯示，蛇床子總香豆素對氯仿誘發的小鼠室顫、氯

化鈣誘發的大鼠室顫及對烏頭鹼誘發的大鼠心律失常均有預防作用，而且對烏頭鹼引起的大鼠室顫有治療作用；對腎上腺素誘發家兔心律失常有推遲開始時間和縮短持續時間的作用（同上註十第485頁）。

❺ 對呼吸系統的作用

蛇床子總香豆素能擴張支氣管平滑肌和改善肺通氣功能，能使哮喘患者肺部哮鳴音明顯減少或消失，顯著增高呼氣高峰流速值，具有平喘的作用；蛇床子總香豆素也有一定的祛痰作用；動物實驗顯示，對動物吸入致痙劑引致實驗性哮喘有明顯保護作用〔註十一〕。

❻ 抗誘變作用

蛇床子水提物，通過Ames、離體細胞的姐妹染色單體互換以及活體小鼠骨髓細胞染色體畸變和多染紅血球微核試驗，表明蛇床子有較強的抗誘變作用（同上註十一第1598頁）。

❼ 抗菌作用

蛇床子對金黃色葡萄球菌、耐藥金黃色葡萄球菌、綠膿桿菌均有抑制作用；在體外對絮狀表皮癬菌、石膏樣小芽胞菌、羊狀小芽胞菌有抑制作用；對雞胚培養的新城病毒，能延長雞胚生命6小時（同上註十第485頁）。

9. 覆盆子

覆盆子為薔薇科植物華中覆盆子*Rubus chingii* Hu的乾燥果實。

根據中醫藥學，覆盆子性味甘、酸、平；歸肝、腎二經，功效補肝腎、固精、縮尿、明目；《日華子本草》記載：「安五臟，益顏色，養精氣，長髮、強志。」常用量1錢5分至3錢；腎虛有火，小便短赤者慎服。

根據現代藥理研究，覆盆子含有機酸、糖類、三萜成分、覆

盆子酸、鞣花酸、β-穀甾醇、維生素E、維生素C等物質，具有如下三方面的藥理作用：

❶ 雌激素樣作用

實驗提示，以大鼠、兔的陰道塗片內膜切片觀察指標，覆盆子似有雌激素樣作用[註十二]。

❷ 抗衰老作用

實驗研究表明，覆盆子和肉蓯蓉對黑腹果蠅壽命有一定的延長作用，因此認為有抗衰老作用（同上註十二第399頁）。

❸ 抑菌作用

覆盆子煎劑對葡萄球菌、霍亂弧菌均有抑制作用[註十三]。

10. 金櫻子

金櫻子為薔薇科植物金櫻子 *Rosa laevigata* Michx.的乾燥成熟果實。

根據中醫藥學，金櫻子性味酸、甘、澀、平；歸腎、膀胱、大腸三經；功效固精縮尿，澀腸止瀉；常用量1錢5分至3錢；有邪熱、實火者忌服。

根據現代藥理研究，金櫻子含維生素C、蘋果酸、枸橼酸、鞣質、皂甙、糖類、樹脂和礦物質鉀、鈉、鎂、鈣、鐵、銅、鋅等物質，具有如下三方面的藥理作用：

❶ 降低膽固醇、防止動脈硬化

給家兔餵食膽固醇並加適量甲基硫氧嘧啶而產生的動脈粥樣硬化，用金櫻子治療，2至3周後，血清膽固醇分別下降12.5%和18.67%，β-脂蛋白也於給藥後明顯下降，肝臟與心肌的脂肪沉着均較對照組為輕，動脈粥樣硬化程度也很輕微[註十四]。

❷ 抑菌作用

金櫻子煎劑對金黃色葡萄球菌、大腸桿菌、痢疾桿菌、綠膿

桿菌、鈎端螺旋體和流感病毒均有抑制作用（同上註十四第394頁）。

③ **收斂止瀉作用**

金櫻子所含的鞣酸具有收斂止瀉作用（同上註十四第394頁）。

11. 柏子仁

柏子仁為柏科植物側柏 *Platycladus orientalis* (L.) Franco 的乾燥成熟種仁。

根據中醫藥學，柏子仁性味甘、平；歸心、肝、脾三經；功效養心安神，潤腸通便；《神農本草經》列為上品，記載：「主驚悸，安五臟、除濕痹，久服令人潤澤美色，耳目聰明，不饑不老，輕身延年。」常用量2錢至3錢；便溏及痰多者忌服。

根據現代藥理研究，柏子仁含脂肪、揮發油和皂甙等化學成分，具有如下三方面的藥理作用：

① **改善記憶力和學習行為**

動物實驗顯示，柏子仁的水及乙醇提取物對東莨菪鹼所致小鼠記憶存儲障礙有改善作用，還能明顯改善電驚厥休克所致的記憶鞏固障礙；柏子仁的水提取物還可改善乙醇誘導的記憶獲得障礙，上述表明柏子仁通過影響記憶、存儲、鞏固和獲得，從而改善小鼠損傷的學習行為；另外，柏子仁對前腦基底核破壞小鼠的被動迴避學習障礙也有改善作用[註十五]。

② **鎮靜作用**

動物實驗顯示，柏子仁具有明顯鎮靜安神作用（同上註十五第264頁）。

③ **其他作用**

臨床上，柏子仁用於治療心悸怔忡、失眠、便秘等有一定療效；也有報道柏子仁加當歸、何首烏治療脫髮有一定療效（同上註十五第264頁）。

12. 酸棗仁

酸棗仁為鼠李科植物酸棗 *Ziziphus jujuba* Mill. ver. spinosa (Bunge) Hu ex H.F. chou 的乾燥成熟種子。

根據中醫藥學，酸棗仁性味酸、甘、平；歸心、脾、肝、膽諸經；功效養肝、寧心、安神、斂汗、生津；《神農本草經》列為上品，記載：「久服安五臟，輕身延年。」常用量1錢5分至3錢；有實邪郁火或滑泄者慎服。

根據現代藥理研究，酸棗仁含脂肪油、蛋白質、甾醇、三萜化合物、酸棗仁甙、黃酮甙、胡蘿蔔甙、氨基酸、維生素C、礦物元素鉀、鈉、鈣、鋅、鐵、銅、錳等物質，具有如下六方面的藥理作用：

❶ 降低血脂、對抗動脈硬化

動物實驗顯示，酸棗仁總皂甙和酸棗仁果肉能明顯降低高脂飼料引起的血脂升高，降低總膽固醇、三酸甘油酯、低密度膽固醇和升高高密度膽固醇；主動脈和冠狀動脈病理切片結果，實驗組冠狀動脈粥樣硬化發生率明顯低於對照組[註十六]。

❷ 對心血管系統的作用

酸棗仁具有強心，加強心肌收縮力，減慢心率，對抗心律失常，提高心肌對缺氧、缺糖的耐受性和擴張微細血管、降低血壓的作用（同上註十六第426頁）。

❸ 增強免疫功能

酸棗仁及其多糖均有增強體液免疫和細胞免疫功能的作用（同上註十六第427頁）。

❹ 提高抗缺氧能力

動物實驗顯示，酸棗仁具有提高實驗動物在減壓和常壓情況下耐缺氧的能力和存活率；其作用機理可能與酸棗仁總皂甙的抗血栓聚集和減少血栓素 B2 生成有關（同上註十六第427頁）。

⑤ **對中樞神經系統的作用**

　　動物實驗顯示，酸棗仁能顯著減少腦組織的氧耗量，具有鎮靜、催眠、改善智能、提高學習和記憶功能的作用（同上註十六第426至427頁）。

⑥ **抗放射作用**

　　動物實驗顯示，酸棗仁對放射性損傷有一定保護作用〔註十七〕。

13. 靈芝

　　靈芝為多孔菌科真菌靈芝 *Ganoderma Lucidum* (Leys. ex Fr.) Lloyd. 的子實體。

　　根據中醫藥學，靈芝性味甘、平；歸心、脾、腎三經；功效補氣血、養心神、健腦益智，止咳平喘，強筋骨，壯身體；《神農本草經》列為上品，記載：「赤芝……益心氣，補中，增慧智，不忘」、「黑芝……益腎氣，通九竅，聰察」、「青芝……補肝氣，安精魂，仁恕」、「白芝……益肺氣，通利口鼻，強志意，勇悍、安魂」、「黃芝……益脾氣，安神，忠信、和樂」、「紫芝……益精氣，堅筋骨，好顏色。久服，輕身，不老，延年」。常用量1錢至3錢；不宜與恒山、扁青、茵陳蒿同用。

　　根據現代藥理研究，靈芝含蛋白質、氨基酸、多糖類、萜類、有機酸類、蒽醌類、多肽類、麥角甾醇、甘露醇、生物鹼、內酯、香豆精，甾體皂甙，多種酶和微量元素靈芝鍺等成分，具有如下十方面的藥理作用：

❶ **抗衰老作用**

　　靈芝多糖能夠促進高代人胚肺二倍體細胞的 DNA 合成，有推遲衰老的作用；動物實驗顯示，靈芝有延長實驗動物壽命的作用〔註十八〕。

❷ 增強免疫功能

靈芝多糖具有增加體液免疫和細胞免疫的功能，能提高體液免疫球蛋白水平，抑制過敏性介質的釋放；促進網狀內皮系統的功能，提高巨噬細胞的吞噬能力和吞噬指數；促進淋巴細胞DNA合成，促進T淋巴細胞增殖，增強T淋巴細胞免疫介導的免疫反應（同上註十八第236頁）。

❸ 抗氧化作用

靈芝有清除超氧陰離子自由基的能力，實驗顯示，靈芝具有降低血清、心臟、肝臟脂質過氧化反應和提高紅血球的超氧化物歧化酶的活性（同上註十八第236頁）。

❹ 對心血管系統的作用

靈芝製劑有明顯的強心作用，能增加心肌收縮力，使心肌的振幅增加；對抗垂體後葉素所誘發的冠狀動脈收縮，增加冠狀動脈的血流量，使冠狀動脈血流阻力和心肌耗氧量明顯降低，改善冠狀動脈供血和心肌細胞能量代謝；靈芝製劑還有降低血壓，抗心律失常，降低血中膽固醇、三酸甘油酯和 β-脂蛋白，延緩動脈粥樣硬化；臨床上，靈芝製劑用於治療冠心病心絞痛和急性心肌梗塞有一定療效（同上註十八第237頁）。

❺ 對神經系統的作用

動物實驗顯示，靈芝能抑制受試動物的自發活動，具有鎮靜、鎮痛和抗驚厥的作用；臨床上，靈芝用於治療神經衰弱，失眠的患者有較好療效，能夠增加患者的食慾，改善睡眠，提高體力（同上註十八第237頁）。

❻ 對內分泌和機體代謝的影響

靈芝可以改善腎上腺皮質的功能，增加血漿皮質醇含量，影響核酸、蛋白質代謝過程，促進機體蛋白質的合成，增加血漿和心肌內CAMP的水平，降低機體的耗氧量，增加白血球和血紅蛋

白的含量（同上註十八第237頁）。

❼ 對呼吸系統的作用

靈芝具有鎮咳、祛痰和平喘的作用，能夠促進氣管黏膜上皮組織的再生修復，對收縮的支氣管平滑肌有明顯的解痙作用；臨床上，靈芝治療慢性支氣管炎有較好療效（同上註十八第237頁）。

❽ 對消化系統的作用

動物實驗顯示，靈芝能夠減輕四氯化碳或D-半乳糖所致的中毒性肝炎的病理性損害，降低血清轉氨酶的活性；減輕乙硫氨酸引起脂肪肝、增強肝臟解毒能力，促進肝細胞再生；靈芝孢子粉提取物能夠防治四氧嘧啶所致的糖尿病，改善模型動物的葡萄糖耐量；靈芝對腸道平滑肌有一定的調節作用；臨床上，靈芝治療肝臟損害較輕的急性傳染性肝炎有較好療效，總有效率為70.7%至98.0%（同上註十八第237至238頁）。

❾ 提高機體耐受力

動物實驗顯示，靈芝能明顯提高動物對低壓或常壓缺氧的耐受力，明顯地延長其存活時間，降低其耗氧量和死亡率；靈芝製劑能夠增強人體的適應能力，可預防由平原到海拔4,000公尺以上人員所出現的急性高原反應，預防率為90%以上（同上註十八第237頁）。

❿ 抗腫瘤作用

靈芝多糖有抗腫瘤作用，對S-180和人癌JTC-26細胞株均有明顯的抑制作用（同上註十八第238頁）。

【功效和方解】

十八子培元丸功效補益五內和精氣血，滋元陰、壯元陽、培元固本、強壯身體、潤膚養顏、生髮烏髮。方中沙苑子、巨勝子、桑椹子、枸杞子、女貞子、車前子、菟絲子、覆盆子、旱蓮草、

何首烏歸肝、腎經，功能補肝腎，益精血，滋元陰，壯元陽，腎為先天之本，經曰：腎主骨，生髓，其華在髮。腎氣強健，骨髓充滿則肌膚澤潤，鬚髮烏亮；冬豆子、蛇床子、胡故子、靈芝歸脾、腎經，功能健脾益氣血，滋腎益精髓，脾為後天之本，生化之源，脾氣健旺，五臟受蔭；柏子仁、酸棗仁歸心、肝、脾經，功能寧心、養肝、潤脾益五內；胡桃仁、冬蟲夏草歸肺、腎經，功能補肺腎，益精氣，烏髮潤膚養顏；人參子歸肺、胃經，功能補脾健胃，益氣強心；五味子歸肺、心、腎經，功能益氣、寧心、補腎、斂陰、固澀、生津；金櫻子歸腎經，功能補腎固精；蒺藜子平肝解鬱，行血祛瘀，散風止癢，諸藥合用，共奏補益五內和精氣血，滋元陰，壯元陽，培元固本，強壯身體，潤膚養顏，生髮烏髮之功。

【主治】

五內虧虛，精氣血不足所引起之白髮脫髮諸症。

【禁忌症】

外感內熱禁忌，血熱所致之白髮脫髮症不宜。

【隨症加減】

1. 伴**脾虛夾濕生痰者**酌加春砂仁、法半夏、紫蘇子、陳皮、白朮、蒼朮、茯苓等以健脾祛濕除痰；
2. 伴**陽萎、宮寒、腰膝痠軟症狀明顯者**酌加仙靈脾，巴戟天、肉蓯蓉、杜仲、肉桂、鹿茸等以溫腎壯陽強腰膝；
3. 伴**肝氣鬱結脅痛者**酌加柴胡、白芍、鬱金、佛手、素馨花等以舒肝解鬱，行氣止痛；
4. 伴**血虛、貧血症明顯者**酌加全當歸、川芎、雞血藤等以活血補血；

⑤ 伴**血瘀胸痹者**酌加三七、丹參、元胡等以活血祛瘀通痹。

4 醫案選錄

例　子：	黎先生，男性，38歲，1997年5月17日初診。
主　訴：	慢性進行性脫髮伴白髮4年；
現病史：	自訴多年來工作壓力、家庭壓力和精神壓力沉重，虛勞過度，疲倦不堪，體力透支，健康日下，近4年來頭髮漸漸脫落、稀少和灰白，每天脫落頭髮約100根，脫的多，生的少，現頭頂大片頭髮呈半禿狀態來診（詳見本頁圖14治療前照片）。
其他症狀：	間有心跳，胸前區閃電樣疼痛，氣不足，經常需大力呼吸，夜睡不寧，夢多，夜尿1次，腰膝痠痛，容易傷風感冒，胃納欠佳，大便有時秘結，有時溏泄。
家族史：	無特殊。
檢　查：	全頭頭髮枯槁伴白髮，頭頂大片頭髮脫落稀少、幼小呈半禿狀態，輕度用力梳摸頭髮3次見16根頭髮脫落，

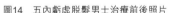

圖14　五內虧虛脫髮男士治療前後照片

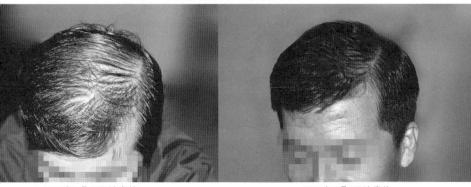

1997年5月17日治療前　　　　　　　　1998年3月3日治療後

其中8根為衰老黑髮，2根為白髮，6根長度在3厘米以內的中幼髮，脫落頭髮毛乳頭萎縮，頭皮油脂分泌稍多，無頭皮屑，面色略帶萎黃，唇色偏淡，舌質也偏淡，舌體略胖，有齒印，舌苔白膩，脈沉細稍數，尺脈細弱。

臨床診斷： 五內虧虛脫髮白髮。

治療原則： 調補五內，滋養精氣血，固本培元以養髮生髮。

治療方藥及醫囑： 1. 每日上、下午半空腹溫開水送服十八子培元丸2錢；

2. 外擦由人參、當歸、川芎、黃芪、肉桂、羌活、獨活等配製而成的生髮精；

3. 提供如下食療方供參考。

（1）冬蟲夏草燉胎盤

材料： 冬蟲夏草3錢、新鮮胎盤（或紫河車）1個、冰糖適量。

製法： 1. 冬蟲夏草洗淨備用。

2. 新鮮胎盤洗淨，置大盆中，加清水漂12小時，經常換水，漂12小時後將胎盤撈起瀝乾，放入開水中汆一下，瀝乾水分後切塊備用。

3. 將冬蟲夏草、胎盤、適量冰糖置燉盅中，加適量清水，隔水燉2小時。

服用方法： 分次作點心，飲湯，吃冬蟲夏草和胎盤。

（2）塘虱魚黑豆湯

材料： 塘虱魚12兩、黑豆4兩、生薑3錢、陳皮1錢5分、精鹽或生抽等調味料適量（以清淡為宜）。

製法： 1. 塘虱魚去鰓及內臟，洗乾淨，黑豆洗淨，生薑洗淨切片，陳皮洗淨。

2. 將黑豆置燉砵中，加清水4碗，中文火蒸燉2個半

小時，加入塘虱魚、生薑、陳皮武火蒸燉 10 分鐘，再以中火蒸燉 30 分鐘，加精鹽或生抽等調味料，再中火蒸燉 2 分鐘，去除浮於上面的泡沫和油脂後，便可裝碗上桌。

服用方法： 飲湯一碗，塘虱魚肉及黑豆依各人情況適量吃用，吃塘虱魚肉時依各人喜好可蘸些米醋或黑醋以增添風味，幫助消化，增進食慾。適量米醋或黑醋有益健康。

（3）靈芝茶

材料： 靈芝 3 錢、茶葉 1 錢。

製法： 1. 靈芝切成薄片，備用。

2. 將靈芝和茶葉一起裝於茶壺中，用沸水沖泡。或將靈芝和茶葉一起加適量清水煮沸片刻。

服用方法： 當茶飲，每日一劑。

囑其遵醫囑內服、外用藥物外，尤宜減輕工作壓力、家庭壓力和精神壓力，注意起居作息，勞逸結合，適量運動如游水、慢步跑、打太極等以鍛鍊身體，增強體質。

黎先生經治療後，身體健康情況漸漸改善，脫髮也漸漸減少，頭髮也漸漸較為烏黑濃密，白髮也有所減少。

1998 年 3 月 3 日，黎先生經治療 9 個多月後覆診，自訴脫髮已很少，每天脫髮少於 30 根，頭髮也較治療前明顯增多、增粗和變黑（詳見第 209 頁圖 14 治療後照片）面色紅潤，精神佳，飲食、睡眠、二便大致正常，心跳、胸前區閃電樣疼痛、腰膝痠痛和氣不夠需大力呼吸現象均明顯減輕。

臨床檢查： 頭髮較治療前明顯增多、增粗和變黑，白髮也明顯減少，唯頭頂頭髮仍較稀疏，輕度用力梳摸頭髮 3 次未見頭髮脫落，頭皮油脂分泌大致正常，

無頭皮屑，面色紅潤，舌淡紅，舌體正常，無齒印，舌苔薄白，脈緩，稍沉，重按有力。

臨床療效判斷： 顯效。

5 小議

經曰：「人生十歲，五臟始定……九十歲，腎氣焦，四臟經脈空虛。百歲，五臟皆空，神氣皆去，形骸獨居而終矣。」(註十九)。

臟居於內，形見於外。人生百歲，天年至，老矣，五臟和精氣血皆虛，老態畢露，髮落齒枯，神氣皆去，此乃人類無法抗拒的自然生理現象。人們在這方面所能做的，就是日常多注意保健，誠如《黃帝內經》所指出的：「上古之人，其知道者，法於陰陽，和於術數，食飲有節，起居有常，不妄作勞，故能形與神俱，而盡終其天年，度百歲乃去。」(註二十)百歲而動作不衰，從而提高老年人之健康水平和生活質素。

在此欲加指出的是，在現代社會，像黎先生40未到的中青年因勞碌過度，精神壓力和家庭壓力沉重引致五內虧虛，精氣血不足，髮失濡養而變白和枯槁脫落者為數不少；他們除因脫髮、白髮影響儀容和心理之外，大多數人均感體力日漸下降，精神不振，疲倦不堪等亞健康狀態。臨床上，筆者給予具調養五內，滋補精氣血之十八子培元丸內服治本，輔以由人參、黃芪、肉桂、羌活、獨活等配製而成的生髮精外用而獲得良效——不僅頭髮生長情況顯著改善，而且，身體健康情況也明顯好轉。由此可見，治療脫髮的意義不僅在於使患者重生頭髮以恢復端莊之儀容，更重要的是治病求本，針對病因，根治病源，辨證論治，對症下藥，使患者身心恢復健康。

〔註一〕　詳見黃泰康主編《常用中藥成分與藥理手冊》，中國醫藥科技出版社出版，1994年4月第1版第1次印刷第1091頁。

〔註二〕　詳見陳可冀、李春生主編《新編抗衰老中藥學》，人民衛生出版社出版，1998年4月第1版第1次印刷第417頁。

〔註三〕　詳見翁維良、房書亭主編《臨床中藥學》，河南科學技術出版社出版，2001年1月第1版第2次印刷第1272頁。

〔註四〕　詳見黃泰康主編《常用中藥成分與藥理手冊》，中國醫藥科技出版社出版，1994年4月第1版第1次印刷第1711頁。

〔註五〕　詳見陳可冀、李春生主編《新編抗衰老中藥學》，人民衛生出版社出版，1998年4月第1版第1次印刷第503頁。

〔註六〕　詳見陳可冀、李春生主編《新編抗衰老中藥學》，人民衛生出版社出版，1998年4月第1版第1次印刷第416頁。

〔註七〕　詳見《中國營養學會》編著《中國居民膳食營養素參考攝入量》，中國輕工業出版社出版，2000年10第1版第1次印刷第436頁至437頁。

〔註八〕　詳見陳可冀、李春生主編《新編抗衰老中藥學》，人民衛生出版社出版，1998年4月第1版第1次印刷第583頁。

〔註九〕　詳見黃泰康主編《常用中藥成分與藥理手冊》，中國醫藥科技出版社出版，1994年4月第1版第1次印刷第550頁。

〔註十〕　詳見陳可冀、李春生主編《新編抗衰老中藥學》，人民衛生出版社出版，1998年4月第1版第1次印刷第485頁至486頁。

〔註十一〕詳見黃泰康主編《常用中藥成分與藥理手冊》，中國醫藥科技出版社出版，1994年4月第1版第1次印刷第1598頁。

〔註十二〕詳見陳可冀、李春生主編《新編抗衰老中藥學》，人民衛生出版社出版，1998年4月第1版第1次印刷第399頁。

〔註十三〕詳見黃泰康主編《常用中藥成分與藥理手冊》，中國醫藥科技出版社出版，1994年4月第1版第1次印刷第1843頁。

〔註十四〕詳見陳可冀、李春生主編《新編抗衰老中藥學》，人民衛生出版社出版，1998年4月第1版第1次印刷第394頁。

〔註十五〕詳見陳可冀、李春生主編《新編抗衰老中藥學》，人民衛生出版社出版，1998年4月第1版第1次印刷第264頁。

〔註十六〕詳見陳可冀、李春生主編《新編抗衰老中藥學》，人民衛生出版社出版，1998年4月第1版第1次印刷第426至427頁。

〔註十七〕詳見黃泰康主編《常用中藥成分與藥理手冊》，中國醫藥科技出版社出版，1994年4月第1版第1次印刷第1757頁。

〔註十八〕詳見陳可冀、李春生主編《新編抗衰老中藥學》，人民衛生出版社出版，1998年4月第1版第1次印刷第236頁。

〔註十九〕詳見《黃帝內經・靈樞》《天年第五十四》。

〔註二十〕詳見《黃帝內經・素問》《上古天真論篇第一》。

未老先衰早禿早白證治

1 病因和臨床見證

本證之病因可為先天稟賦不足，即由親代傳予子代，致子代未老先衰，頭髮早禿早白；也可因後天七情內傷，虛勞房勞、飲食失節，以及因病失治、誤治引致未老先衰，頭髮早禿早白。

臨床上，先天稟賦不足之未老先衰早禿早白證有家族史，發病年齡多數介乎20至30歲，男性呈男性型脫髮，女子全瀰漫性脫髮。病情呈慢性進行性，若不經有效治療，男性頭頂頭髮必將日益稀少、幼小，最終頭頂頭髮全脫光，頭皮變薄，表皮突變平而呈光亮；女子頭髮不會全脫光，但會日益稀少、枯槁、幼小而變得依稀可數。早衰早禿早白患者之容貌較其實際年齡明顯蒼老，而且多數患者精神不振，體力下降，煩悶不安，夜睡不寧，記憶力衰退，中年以上患者可伴胸翳、胸痛以及動則心跳氣促等心臟病病徵。

七情內傷、虛勞房勞、飲食失節或因病失治誤治之早衰早禿早白證患者均有未老先衰之特徵，患者容貌較其實際年齡明顯衰老，臨床見證常伴精神萎靡，頭暈耳鳴，視力下降，筋脈拘緊，腰膝痠軟，面色萎黃，形體或虛胖，或消瘦，舌淡紅或暗紅，舌苔薄白或薄黃，脈沉細或弦澀，尺脈虛。

2 治療原則

補肝腎，益五臟，滋養精氣血，固本扶正，強壯身體，烏鬚髮，悅顏色，抗衰老，延年益壽。

3 治療方藥

主方 加味首烏延壽丹

【方劑來源】

首烏延壽丹源自清·《世補齋醫書》

【方劑組成】

製何首烏（黑豆同蒸熟）3斤10兩、豨薟草半斤、桑椹子半斤、黑芝麻半斤、金櫻子半斤、旱蓮草半斤、菟絲子半斤、杜仲4兩、牛膝4兩、女貞子4兩、桑葉4兩、金銀藤2兩、生地黃2兩，十三味藥研為細末，煉蜜為丸，每日服二次，每次服3錢。

加味首烏延壽丹由上述首烏延壽丹的十三味藥加人參1斤、麥冬4兩、五味子2兩、冬蟲夏草12兩、靈芝12兩共十八味藥，研末煉蜜精製為丸，服用方法同上。

【藥理作用】

旱蓮草、女貞子、生地黃已於本章第一節論述，人參、菟絲子、五味子於本章第三節論述，牛膝於本章第五節論述，何首烏於本章第六節論述，冬蟲夏草於本章第七節論述，桑椹子、黑芝麻（即為巨勝子）、金櫻子、靈芝於本章第八節論述而從略。

1. 豨薟草

豨薟草為菊科植物豨薟 *Siegesbeckia erientalis* L.，腺梗豨薟 *Siegesbeckia pubescens* Makino 或毛梗豨薟 *Siegesbeckia glabrescens* Makino 的乾燥地上部分。

根據中醫藥學，豨薟草性味辛、苦、寒；歸肝、腎二經；功效祛風濕、利關節，解毒；常用量2錢至3錢；孕婦及少年兒童慎用。

根據現代藥理研究，豨薟草含豨薟甙、豨薟甙元，二萜及其甙類，倍半萜內酯，豨薟萜醛內酯黃酮，豆甾醇、β-穀甾醇，α-生育酚等物質，具有如下七方面的藥理作用：

❶ **抗氧化作用**

豨薟草中的α-生育酚具有抗氧化作用〔註一〕。

❷ **擴張血管和降壓作用**

豨薟草具有擴張血管，改善微循環和降低血壓的作用（同上註一第1763頁）。

❸ **抑制血栓形成的作用**

動物實驗顯示，豨薟草具有抑制實驗動物血栓形成的作用（同上註一第1764頁）。

❹ **抗菌作用**

豨薟草對金黃色葡萄球菌敏感，對大腸桿菌、綠膿桿菌、宋氏痢疾桿菌、傷寒桿菌輕度敏感，對白色葡萄球菌有抑制作用（同上註一第1764頁）。

❺ **對免疫功能的影響**

動物實驗顯示，豨薟草對細胞免疫和體液免疫都有抑制作用（同上註一第1763頁）。

❻ **抗炎作用**

動物實驗作用，豨薟草具有抗炎作用〔註二〕。

❼ **抗早孕作用**

動物實驗顯示，豨薟草具有明顯的抗早孕作用（同上註一第1764頁）。

〔按語〕：根據文獻記載，自宋之後的中醫藥書籍如《本草綱目》等記載豨薟草具有益元氣、安五臟、生毛髮、散風濕、強筋

骨等功效；唯豨薟草生藥性寒屬通利袪邪之藥，對於元氣素虛者，宜依法製成藥性變為溫性的熟藥，而且原則上多與人參、黃芪等藥同用（同上註二第566頁）。

2. 杜仲

杜仲為杜仲科植物杜仲Eucommia ulmoides Oliv.的乾燥樹皮。

根據中醫藥學，杜仲性味甘、微辛、溫；歸肝、腎二經；功效補肝腎，強筋骨，安胎；《神農本草經》列為上品；記載：「主腰脊痛，補中，益精氣，堅筋骨，強志，除陰下癢濕，小便餘瀝，久服輕身耐老。」常用量2錢至3錢；陰虛火熾者慎用。

根據現代藥理研究，杜仲含松脂素雙糖甙，松柏醇，環烯醚類成分，反式異戊二烯聚合物，咖啡酸，山奈酚，酒石酸，半乳糖醇，丙烯醇，正二十九烷，正三十烷醇，白樺脂醇，β-穀甾醇，熊果酸，香草酸，氨基酸和多種微量元素等物質，具有如下六方面的藥理作用：

❶ 強壯作用

動物實驗顯示，杜仲能增強實驗動物的活動能力和提高抗凍、抗缺氧的耐受性[註三]。

❷ 調節免疫功能

動物實驗顯示，杜仲具有促進非特異性免疫作用和雙向調節細胞免疫功能（同上註三第947至949頁）。

❸ 抗腫瘤作用

動物實驗顯示，杜仲對實驗動物腫瘤的生長有抑制作用（同上註三第952頁）。

❹ 抗炎作用

動物實驗顯示，杜仲能抑制實驗動物因醋酸引致的腹腔毛細血管通透性增高和減輕蛋白所致的足腫脹(同上註三第952至953頁)。

❺ 降壓作用

　　動物實驗顯示，杜仲有良好的降壓作用，一般認為，松脂素雙糖苷為杜仲降壓的有效成分（同上註三第953頁）。

❻ 對子宮的作用

　　動物實驗顯示，杜仲能顯著抑制實驗動物子宮的自發活動，降低其頻率和對抗垂體後葉素對子宮的作用（同上註三第954至955頁）。

3. 桑葉

　　桑葉為桑科植物桑Morus albe L.的乾燥葉。

　　根據中醫藥學，桑葉性味苦、甘、寒；歸肝、肺二經；功效疏散風熱，清熱潤燥，清肝明目；常用量1錢5分至3錢；陽虛自汗者禁用。

　　根據現代藥理研究，桑葉含甾體、三萜類化合物、黃酮化合物、香豆精化合物、揮發油、有機酸、糖類物質、果膠、鞣質、植物雌激素和微量元素銅、鋅等物質，具有如下五方面的藥理作用：

❶ 抗菌作用

　　鮮桑葉煎劑體外試驗，對金黃色葡萄球菌，乙型溶血性鏈球菌、白喉桿菌、炭疽桿菌均有較強的抗菌作用；對大腸桿菌、傷寒桿菌、痢疾桿菌、綠膿桿菌也有一定的抗菌作用，並有殺鈎端螺旋體的作用[註四]。

❷ 降血糖作用

　　動物實驗顯示，桑葉對實驗性高血糖症動物有降血糖作用。有人認為桑葉中所含某些氨基酸能刺激胰島素的分泌以降低血糖（同上註四第242頁）。

❸ 促進蛋白質合成

桑葉對人體有促進蛋白質合成的作用（同上註四第242頁）。

④ 降低血脂作用

桑葉具有排除體內膽固醇、降低血脂的作用（同上註四第242頁）。

⑤ 治療乳糜尿

臨床上，桑葉製劑治療絲蟲病引起的象皮腫和乳糜尿有一定療效（同上註四第243頁）。

4. 金銀藤

金銀藤為忍冬科植物忍冬 *Loruicera japonica* Thunb. 的乾燥帶葉莖枝。

根據中醫藥學，金銀藤性味甘、寒；歸心、肺二經；功效清熱、解毒、通絡；常用量3錢至5錢；虛寒泄瀉者禁用。

根據現代藥理研究，金銀藤含忍冬甙、忍冬素、木犀草素、番木鱉甙、鞣質、綠原酸和微量元素鐵、鋇、錳、鋅、鈦、鍶、銅等物質，具有如下四方面的藥理作用：

❶ 抗菌消炎作用

金銀藤對葡萄球菌、枯草桿菌、白色念珠菌、傷寒桿菌、痢疾桿菌等有抑制作用動物實驗顯示，金銀藤能抑制實驗動物植入羊毛球所致的發炎過程；金銀藤在體內有較強的抗感染作用[註五]。

❷ 對心血管的作用

金銀藤可使動脈壓增加而靜脈壓降低以及增加冠狀動脈血流量，動物實驗顯示，金銀藤能降低實驗性動脈粥樣硬化的血中膽固醇含量（同上註五第1143至1144頁）。

❸ 解痙作用

金銀藤所含的木犀草素對氣管平滑肌，小腸和迴腸平滑肌均有解痙作用（同上註五第1144頁）。

❹ 祛痰作用

金銀藤中的木犀草素有較好的祛痰作用（同上註五第1144頁）。

5. 麥冬

麥冬為百合科植物麥冬 *Ophiopopon japonicus* (Thunb.) Ker-Gawl. 的乾燥塊根。

根據中醫藥理，麥冬性味甘、微苦、微寒；歸肺、心、胃三經；功效清心潤肺，養胃生津，化痰止咳；《神農本草經》列為上品，記載：「久服輕身，不老不饑。」常用量1錢5分至3錢；脾胃虛寒，大便泄瀉者忌用：

根據現代藥理研究，麥冬含沿階草甙，甾體皂甙、山奈酚、山奈酚甙、生物鹼、穀甾醇、豆甾醇、低聚糖、葡萄糖、果糖、蔗糖、黏液質、麥冬氨酸、維生素A和礦物元素銅、鋅、鐵、鉀、錳、鎂、鈣、鍶、鎳、鈷、硒等物質，具有如下九方面的藥理作用：

❶ 延長實驗動物壽命

麥冬粉混入動物飼料，餵飼家蠅，能明顯延長家蠅壽命，使其平均壽命和其半數死亡天數明顯延長[註六]。

❷ 對中樞神經系統的作用

麥冬總氨基酸有明顯協同中樞抑制藥作用；麥冬煎劑有鎮靜作用和對抗咖啡因的興奮作用，並且有一定的抗驚厥作用[註七]。

❸ 對心血管系統的作用

麥冬總皂甙具有增加心肌收縮力，增加心輸出量，增加冠狀動脈血流量和抗心律失常的作用；麥冬注射液對心肌梗塞所致的缺血、缺氧心肌有一定修復和保護作用（同上註七第933至936頁）。

❹ 對免疫功能的影響

麥冬多糖具有增加脾臟重量，提高廓清作用，麥冬多糖還具有對抗環磷酰胺和^{60}Co γ 射線引起的白血球下降；麥冬根鬚提取

液具有增強細胞免疫，促進抗體產生和延緩抗體消失的作用（同上註七第934至935頁）。

⑤ **對生物活性物質的影響**

麥冬對核酸代謝有一定的調節作用，當組織蛋白質過剩時減弱核酸的生物合成，而當組織蛋白質不足時則加強核酸的生物合成（同上註六第301頁）。

⑥ **對呼吸系統的作用**

麥冬煎劑有鎮咳作用，對組織胺引致氣管收縮有抑制作用，具有解除氣管痙攣和平喘的功效（同上註六第301頁）。

⑦ **抗脂質過氧化作用**

麥冬水提取液對心、肝、腎、腦內的過氧化脂質形成有明顯的抑制作用（同上註六第301頁）

⑧ **抗菌作用**

麥冬煎劑對白色葡萄球菌、大腸桿菌、傷寒桿菌、副傷寒桿菌、白喉桿菌、枯草桿菌、變形桿菌、幽門螺旋菌等均有明顯的抑制作用，對柯薩奇B5病毒感染有預防和治療作用（同上註六第301頁）。

⑨ **抗癌作用**

麥冬能使癌細胞中的CAMP水平明顯升高而抑制癌細胞的增殖；麥冬經水提醇沉，明膠沉法所得的提取物對人肺腺瘤SPC-A-I細胞周期的各增殖指數都有明顯的抑制作用（同上註六第301頁及303頁）。

【功效和方解】

加味首烏延壽丹功效補肝益腎，養心潤肺，益氣斂陰，滋養精血，烏鬚髮，強壯身體，延年益壽。

方中重用製何首烏補肝腎，斂精氣，壯筋骨，養氣血，烏鬚髮為主藥；生地黃、桑椹子、女貞子、黑芝麻補益肝腎，滋養精血，協助主藥何首烏以養髮生髮；金櫻子、菟絲子、杜仲、牛膝補腎助陽以化陰；豨薟草、金銀藤、桑葉清邪熱、祛風濕、舒筋活絡；人參、麥冬、五味子三藥共為名方生脈散，益氣生脈，使血脈運行暢順；冬蟲夏草補肺腎，益精髓，靈芝補氣血，強壯身體，兩藥均為固本扶正之珍品；諸藥合用，共奏補益肝腎，養心潤肺，益氣斂陰，滋養精血，固本扶正，強壯身體，烏髮黑髮，延年益壽之功效。

【主治】

先天稟賦不足或後天失養所致之未老先衰、脫髮白髮諸症。

【禁忌症】

脾胃虛寒、食少便溏及外感內熱均忌服。

【隨症加減】

1 若伴**胸痹者**酌加三七、丹參、山楂、雞血藤等以活血祛瘀，通脈除痹；

2 若伴**肝氣鬱結者**酌加白芍、丹皮、佛手、鬱金、川楝子、元胡等以舒肝解鬱；

3 若伴**脾虛者**酌加白朮、茯苓、陳皮、砂仁、木香等以健脾行氣；

4 若伴**夜睡不寧者**酌加酸棗仁、柏子仁、紅丹參、遠志等以安心寧神。

4 醫案選錄

例　一：　伍先生、男性，33歲、1994年10月24日初診。

主　訴：　脫髮12年，白髮5年。

現病史： 自訴自青春發育期之後頭皮油脂分泌增多，需天天用洗頭水洗頭，12年前開始發覺脫髮增多，每天脫落的頭髮估計有100根，脫的多，生的少，頭頂頭髮越來越稀少和幼小，5年前開始有少許白髮，且自覺精神、體力大不如前，2年來脫髮、白髮症狀加重，腰膝痠軟，容貌蒼老，曾自購市售內服和外用生髮藥及看中、西醫治療效果均欠佳，現頭髮灰白，頭頂大片頭髮嚴重脫落呈典型地中海來診（詳見本頁圖15治療前照片）。平素飲食，睡眠、二便正常。

既往史： 除上述病史外，無特殊。

家族史： 家族成員有相類似脫髮現象。

檢　查： 頭頂大片頭髮嚴重脫落，殘存頭髮乾枯、幼小，頭髮、眉毛、鬍鬚均可見部分變白，輕度用力梳摸頭髮3次見3根頭髮脫落，其中1根為衰老頭髮，2根為中幼髮，脫落頭髮毛乳頭萎縮，頭皮油脂分泌稍多，無頭皮屑，面色稍偏淡，舌質淡紅，舌苔薄白，脈沉細，重按尺脈虛。

圖15　早禿早白男士治療前後照片

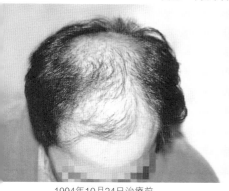

1994年10月24日治療前

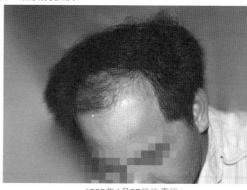

1995年4月27日治療後

臨床診斷： 頭髮早禿早白症。

治療原則： 補肝腎，益五內，滋養精氣血，固本扶正，強壯身體，烏鬚髮，抗衰老，延年益壽。

治療方藥和醫囑： 1. 每日上、下午半空腹溫開水送服加味首烏延壽丹2錢；

2. 外擦由加味首烏延壽丹為主方配製而成的生髮精；

3. 提供如下食療方供參考。

（1）金錢龜燉冬蟲夏草

材料： 活金錢龜一隻約1斤重、冬蟲夏草6錢、生薑3錢，由火腿、雞、豬骨及江瑤柱等製成的上湯4碗，橄欖油、料酒各適量。

製法： 1. 以熱開水將金錢龜泡死，擦洗乾淨外表的衣膜，剖開龜殼，除頭、頸、爪、內臟、脂肪和雜質，洗淨切塊；冬蟲夏草洗淨；生薑洗淨切片。

2. 燒熱鍋，放適量橄欖油，油熱後放薑片落鍋爆香，倒入金錢龜翻炒片刻，再加適量料酒翻炒1-2分鐘，熄火後將金錢龜等撈起裝載於燉体中，放入冬蟲夏草和上湯4碗，上蒸籠先以武火燉30分鐘，繼以文火燉3個小時，去除浮於上面的油脂、泡沫和雜質，裝碗上桌。

服用方法： 飲湯一碗，金錢龜肉和冬蟲夏草依各人情況適量服食，吃金錢龜肉可適量蘸些黑醋或老抽以增添風味。但老抽含鹽量較多，不宜多用。

（2）補腎美髮膏

材料： 鹿茸1兩、杜仲2兩、補骨脂1兩、懷牛膝1兩、山萸肉1兩、黑芝麻1兩、胡桃1兩、蜂蜜1斤、料酒適量。

製法： 1. 鹿茸切片，用適量料酒炙，烘乾，研為細末。

2. 黑芝麻、胡桃洗淨，烘乾，研為細末。

3. 杜仲、補骨脂、懷牛膝、山萸肉洗淨，放砂鍋中加適量清水連續煎熬3次，共取3次煎液。

4. 將獲取的3次煎液合併一起，先以武火，繼以文火濃縮至黏稠如膏時加入鹿茸粉、黑芝麻粉、胡桃粉和蜂蜜，再煮沸片刻，熄火，待冷後裝瓶。

服用方法： 每日1-2次，每次1匙，溫開水送服。

（3）黑芝麻養血茶

材料： 黑芝麻2錢、茶葉1錢。

製法： 1. 黑芝麻炒香，待冷後研碎。

2. 黑芝麻和茶葉混合，加適量清水，煮沸後便成為黑芝麻養血茶。

服用方法： 當茶飲，每日一劑。

（4）桑椹酒

材料： 桑椹子1斤、糯米2斤、甜酒麴4兩。

製法： 1. 桑椹子搗爛，煮沸取汁，晾涼備用。

2. 糯米蒸熟，攤開晾涼，備用。

3. 甜酒麴研末，備用。

4. 將糯米飯、桑椹子汁、甜酒麴置於乾淨陶器中，拌勻密封，放置溫暖處。

5. 10天後，桑椹酒釀成，去渣，貯存於乾淨器皿中，加蓋備飲。

服用方法： 每日3次，每次3錢。

　　囑其遵醫囑服用藥物外，宜注意起居飲食和作息，勞逸結合，適量運動和減少精神壓力。

　　伍先生經治療後脫髮漸漸減少至每天約40根，頭油脂分泌也漸漸恢復正常，頭頂頭髮也漸漸增多、增粗和變黑，精神、體力也日漸改善。

1995年4月27日，伍先生經治療半年後覆診，頭頂原大片脫髮區已長出大量烏黑頭髮（詳見第223頁圖15治療後照片），除頭頂頭髮仍稀疏外，全頭頭髮生長情況大致正常，自訴脫髮很少，每天約30根，頭油脂不多，無頭皮屑，精神佳，飲食、睡眠、二便均正常。

臨床療效判斷： 顯效。

例　二：　　楊女士，女性，37歲，1995年1月20日初診。

主　訴：　　頭髮脫落稀少12年，少許白髮2年。

現病史：　　自訴自青春期後頭油脂分泌很多伴頭癢，生頭瘡及有少許頭皮屑，需天天用洗頭水洗頭，面油脂分泌也較多伴生暗瘡，12年前開始脫髮較多，估計每天脫落的頭髮有100根，脫的多，生的少，頭髮慢慢稀少，髮質也漸漸變得乾枯萎黃，曾購市售生髮藥服用和看過中、西醫治療，但效果不明顯，2年前開始有少許白髮，現白髮較多且全頭頭髮稀少，頭頂大片頭髮脫落呈半禿狀態來診（詳見本頁圖16治療前照片）。

既往史：　　除上述病史外，無特殊。

圖16　早禿早白女士治療前後照片

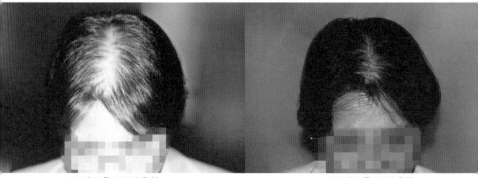

1995年1月20日治療前　　　　　　　　　　　　　1995年5月2日治療後

家族史： 家族中多人有脱髮現象。

檢 查： 全頭頭髮脱落稀少呈半禿狀態，髮色枯黃伴少許白髮，輕度用力梳摸頭髮3次見4根頭髮脱落，其中3根為衰老頭髮，1根為中幼髮，脱落頭髮毛乳頭萎縮，頭皮油脂多伴少許頭皮屑及有散在小瘡癤，面色稍蒼黃，面油脂稍多，有少許暗瘡，舌淡紅，舌苔薄白，脈稍沉細。

臨床診斷： 早禿早白症。

治療原則： 補益五臟，滋養精氣血，固本培元，調和臟腑以養髮護髮。

治療方藥及醫囑： 1. 每日上、下午半空腹溫開水送服加味首烏延壽丹2錢；

2. 外擦以加味首烏延壽丹為主方配製而成的生髮精；

3. 提供如下食療方供參考。

（1）水魚燉淮山杞子

材料： 活水魚一隻約1斤重、淮山2兩、枸杞子2兩、大棗12枚、生薑3錢、料酒適量。

製法： 1. 宰下水魚頭放血後置開水中片刻，取出置清水中洗刷去除外表的衣膜，剖開水魚蓋，去除內臟、油脂、雜質和爪，洗淨切塊；淮山、枸杞子洗淨；大棗洗淨去核；生薑洗淨切片。

2. 將上述材料和適量料酒混合置於燉砵中，加清水4碗，上蒸籠先以武火蒸燉30分鐘，繼以文火蒸燉3小時，去除浮面上的泡沫雜質和油脂後便可食用。

服用方法： 飲湯一碗，水魚肉、淮山、枸杞子、大棗可根據需要適量吃用，吃水魚肉時可適量蘸些米醋或老抽以增添風味。但老抽含鹽，量不宜多。

（2）補腎美髮膏

材料：鹿茸1兩、杜仲2兩、補骨脂1兩、懷牛膝1兩、山萸肉1兩、黑芝麻1兩、胡桃1兩、蜂蜜1斤、料酒適量。

製法：1. 鹿茸切片，用適量料酒炙，烘乾，研為細末。

2. 黑芝麻、胡桃洗淨，烘乾，研為細末。

3. 杜仲、補骨脂、懷牛膝、山萸肉洗淨，放砂鍋中加適量清水連續煎熬3次，共取3次煎液。

4. 將獲取的3次煎液合併一起，先以武火，繼以文火濃縮至黏稠如膏時加入鹿茸粉、黑芝麻粉、胡桃粉和蜂蜜，再煮沸片刻，熄火，待冷後裝瓶。

服用方法：每日1-2次，每次1匙，溫開水送服。

（3）冬蟲夏草燉胎盤

材料：冬蟲夏草3錢、新鮮胎盤（或紫河車）1個、冰糖適量。

製法：1. 冬蟲夏草洗淨備用。

2. 新鮮胎盤洗淨，置大盆中，加清水漂12小時，經常換水，漂12小時後將胎盤撈起瀝乾，放入開水中汆一下，瀝乾水分後切塊備用。

3. 將冬蟲夏草、胎盤、適量冰糖置燉盅中，加適量清水，隔水燉2小時。

服用方法：分次作點心，飲湯，吃冬蟲夏草和胎盤。

（4）靈芝茶

材料：靈芝3錢、茶葉1錢。

製法：1. 靈芝切成薄片，備用。

2. 將靈芝和茶葉一起裝於茶壺中，用沸水沖泡。或將靈芝和茶葉一起加適量清水煮沸片刻。

服用方法：當茶飲，每日一劑。

囑其遵醫囑服用藥物外，宜起居有常，勞逸結合，適量運動

如打太極拳、游水等以鍛鍊身體，食物宜清淡而富營養，少吃肥膩、煎炸和甜品，減少精神壓力，避免思慮過度。

楊女士經治療後，脫髮漸漸減少至每天少於30根，頭油脂、面油脂的分泌也漸漸減少至正常，沒有頭皮屑，頭癢消失，沒有再生頭瘡和暗瘡，頭髮生長情況也慢慢改善，慢慢增多，增粗和變黑，身體健康，飲食、睡眠、二便均正常。

1995年5月2日，楊女士經治療3個多月後覆診，頭髮明顯較治療前增多，增粗和變黑（詳見第226頁圖16治療前後照片），自訴脫髮很少，頭油脂、面油脂分泌正常，沒有頭癢，沒有再生頭瘡和暗瘡，精神佳，飲食、睡眠、二便正常，身體健康無不適。

臨床療效判斷： 顯效。

5 小議

中醫自戰國時代的《黃帝內經》至今二千餘年，歷代醫家咸認脫髮白髮乃衰老之象徵，經曰：腎氣衰，髮落齒枯。清代著名醫家沈金鰲指出：毛髮也者，所以為一身之儀表，而可驗盛衰於沖任二脈者也。沖任二脈為十二經之海，謂之血海，髮為血之餘。有關青壯年人脫髮白髮，當代名醫江一華教授有精闢論述：「總之，如果正常的青年和壯年之人而見髮色枯黃，或提早斑白，或大量脫髮者，皆屬病態。吾人不應祇視作影響觀瞻而無礙工作等間任之。須知，長期脫髮或白髮，是提早衰老和生理機能障礙的象徵，勢必導致其他意料不及的種種疾病出現，後遺是不堪想象的。奉勸容易脫髮和白髮之人，不可只重視有礙觀瞻這方面，應該顧慮後遺有甚麼容易忽略的疾病。」[註八]。

上述例一伍先生33歲，脫髮白髮及面部皺紋使其外貌顯得較其實際年齡為大，而且有精神不振和體力下降；例二楊女士37歲，

也因脫髮白髮而顯得蒼老，同時精神較差，體力下降；二例均以加味首烏延壽丹內服治本，輔以外用而獲得顯著療效——除頭髮生長情況改善之外，身體健康情況也明顯好轉。

根據現代藥理研究，首烏延壽丹能降低實驗性動物動脈粥樣硬化的血清膽固醇，減輕動脈內膜斑塊的形成和脂質沉積[註九]；生脈散能加強心肌DNA合成，提高機體臟器功能，降低心肌耗氧量，提高心肌對缺氧的耐受性，改善血液循環，抑制血栓形成和抗凝血功能[註十]；冬蟲夏草和靈芝均具有抗氧化，降低血脂，改善血液循環，增強免疫功能，抗腫瘤和抗衰老的作用。

多年來，筆者以上述加味首烏延壽丹辨證治療一批早禿早白患者，多數獲得顯著療效——除頭髮生長情況改善，白髮減少外，身體健康情況也明顯好轉，但對於脫髮病史長久，脫髮情況嚴重或年事已高者，則身體健康情況雖有改善，但生髮效果則大多不理想，白髮變黑的效果也欠佳。因此，筆者認為，對於未老先衰的早禿早白患者，宜做到未病早防，有病早醫。

〔註一〕 詳見黃泰康主編《常用中藥成分與藥理手冊》，中國醫藥科技出版社出版，1994年4月第1版第1次印刷第1764頁。

〔註二〕 詳見陳可冀、李春生主編《新編抗衰老中藥學》，人民衛生出版社出版，1998年4月第1版第1次印刷第565頁。

〔註三〕 詳見黃泰康主編《常用中藥成分與藥理手冊》，中國醫藥科技出版社出版，1994年4月第1版第1次印刷第954頁。

〔註四〕 詳見翁維良、房書亭主編《臨床中藥學》，河南科學技術出版社出版，2001年1月第1版第2次印刷第242頁。

〔註五〕 詳見黃泰康主編《常用中藥成分與藥理手冊》，中國醫藥科技出版社出版，1994年4月第1版第1次印刷第1141頁。

〔註六〕 詳見陳可冀、李春生主編《新編抗衰老中藥學》，人民衛生出版社出版，1998年4月第1版第1次印刷第300頁。

〔註七〕 詳見黃泰康主編《常用中藥成分與藥理手冊》，中國醫藥科技出版社出版，1994年4月第1版第1次印刷第933頁。

〔註八〕 詳見江一華著《醫食拾遺》，星島出版社出版，1998年10月初版第158頁。

〔註九〕 詳見裴沛然主編《中醫歷代名方集成》，上海辭書出版社出版，1994年3月第1版第1次印刷第63頁。

〔註十〕 詳見裴沛然主編《中醫歷代名方集成》，上海辭書出版社出版，1994年3月第1次印刷第42頁。

第十節 陰陽失調脫髮證治

1 病因和臨床見證

本證病因可因先天稟賦不足，秉承親代遺傳因素，自幼陰陽失調，也可因後天失養、七情內傷、食飲不節、起居無常以及虛勞房勞或因病失治誤治等等而引致陰陽失調，臟腑失和，經脈不利，氣滯血瘀令髮失濡養，毛髮根空而呈病理性脫落。

陰陽失調所致之脫髮可呈慢性、也可呈急性甚至全身毛髮於短時期內全脫光。臨床見證陰勝則寒，患者形寒肢冷，面色㿠白，虛胖浮腫，精神萎靡，怠倦懶言，食慾不振，大便溏泄，小便清長，舌淡體胖，舌苔薄白，脈沉細或弱；陽勝則熱，患者身熱惡熱，氣粗、面赤、唇乾、舌紅，舌苔淡黃或黃膩，心煩、躁動，喜冷飲，小便短赤，大便乾結，脈洪而數；陰陽俱虛患者既怕冷，也畏熱，面色無華，肢疲體倦，神情淡漠，倦怠懶言，食慾不振，唇淡舌淡，脈細，重按乏力，青春期之前發病者可呈現五遲病徵，成年發病男子可伴陽萎不舉，女子可伴宮冷不孕。

2 治療原則

平衡陰陽，調和臟腑，通利氣機、經脈和血路，扶正祛邪，固本培元以養髮生髮。

3 治療方藥

主方 小柴胡湯

【方劑來源】

小柴胡湯源自漢·《傷寒論》。

【方劑組成】

柴胡半斤、黃芩三兩、人參三兩、半夏半斤（洗）、甘草（炙）、生薑各三兩（切）、大棗十二枚（擘）。

上七味，以水一斗二升，煮取六升，去渣，再煎，取三升，溫服一升，日三服[註一]。

【藥理作用】

生薑、大棗已於本章第二節論述，人參於第三節論述，甘草於第四節論述而從略。

1. 柴胡

柴胡為傘形科植物柴胡 *Bupleurum chinense* DC. 及狹葉柴胡 *Bupleurum scorgonerifolium* Willd. 的乾燥根。

根據中醫藥學，柴胡性味苦、平；歸肝、膽二經；功效發表和裏，解肌退熱，舒肝解鬱，調經升陽；《神農本草經》列為上品，記載：「主心腹，去腸胃中結氣，飲食積聚，寒熱邪氣，推陳致新。久服輕身明目，益精。」常用量2錢至3錢；真陰虧虛，肝陽上逆者忌服。

根據現代藥理研究，柴胡主要成分有柴胡貳、柴胡皂貳、揮發油（揮發油的成分有環乙醇、正乙醇、檸檬烯、辛醇、鄰異丙烯基甲苯、壬醇、內龍腦、萘、E-檸檬醛、水芹醛、丙酸龍腦酯、二苯丙呋喃等）、柴胡醇、油酸、亞麻酸、棕櫚酸、硬脂酸、葡

萄糖、豆甾醇、山芷素等，具有如下十方面的藥理作用：

❶ 抗炎作用

　　動物實驗顯示，柴胡貳口服可顯著降低大鼠足踝的右旋醣酐，5-羥色胺性水腫;對巴豆油，棉球造成的大鼠皮下肉芽囊腫，柴胡貳有抗滲出，抑制肉芽腫生長的作用；對正常和去腎上腺大鼠角叉菜膠性足腫脹有明顯的抑制作用，並能顯著抑制白血球游走及組織胺釋放〔註二〕。

❷ 鎮痛、鎮靜作用

　　口服柴胡貳，在小鼠尾基部加壓實驗和醋酸法實驗中，有顯著的鎮痛作用，口服粗製的柴胡皂貳有明顯鎮靜作用，並延長環己巴比妥的催眠時間（同上註二第483頁）。

❸ 對肝臟的作用

　　柴胡水煎劑對四氯化碳肝損傷動物的肝壞死程度、變性明顯減輕，血清GPT顯著下降；柴胡皂貳有促進肝糖原合成，促進肝細胞核的核糖核酸的合成作用（同上註二第483頁）。

❹ 解熱作用

　　動物實驗顯示，北柴胡油、北柴胡總皂貳均有明顯的解熱作用〔註三〕。

❺ 對心血管系統的作用

　　柴胡對犬、兔有短暫降壓，減慢心率和增強毛細血管的作用（同上註三第1505頁）。

❻ 對胃、十二指腸的作用

　　實驗表明，柴胡總皂貳有興奮腸平滑肌，增強乙醯膽鹼引起的小腸收縮，抑制胃酸分泌，增加胃液的pH值，抑制應激性潰瘍和治療胃潰瘍的作用（同上註三第1505頁）。

❼ 抗病原體作用

　　柴胡對流感病毒有強烈抑制作用，體外實驗有抗結核菌作用；

臨床上，柴胡注射液治療單疱病毒角膜炎，有助恢復視力（同上註三第1505頁）。

❽ **對物質代謝的影響**

柴胡皂貳、柴胡總皂貳能增加蛋白質的生物合成；增加肝糖原，促進葡萄糖在總脂質和膽甾醇生物合成中的利用率，抑制腎上腺素和ACTH誘導的脂庫中的脂肪分解作用，抑制胰島素促進脂肪的生成作用，使血中脂肪量降低；柴胡中所含的 α‑菠菜甾醇有降低血漿膽固醇的作用，能對抗硫脲嘧啶降低家兔基礎代謝的作用（同上註三第1506頁）。

❾ **抗脂質過氧化作用**

實驗顯示，柴胡有抗脂質過氧化的作用（同上註三第1506頁）。

❿ **抗腫瘤、抗輻射作用**

柴胡皂貳對小鼠艾氏腹水癌有抑制腫瘤生長作用，且能明顯延長動物的生存時間；柴胡多糖有抗輻射作用（同上註三第1506頁）。

2. 黃芩

黃芩為唇形科植物黃芩Scutellaria baicalensis Georgi的乾燥根。

根據中醫藥學，黃芩性味苦、寒；歸肺、肝、膽、胃、大腸、小腸諸經；功效清熱燥濕、瀉火解毒，止血、安胎；《神農本草經》記載：「主諸熱黃疸、腸澼，泄利、逐水，下血閉，惡創疽蝕，火瘍。」常用量1錢至3錢；脾胃虛寒，少食，便溏及肝功能差者忌用。

根據現代藥理研究，黃芩含黃芩貳、黃芩貳原、葡萄糖醛酸貳、漢黃芩素、漢黃芩貳、黃芩新素、二氫黃酮、查爾酮、二氫黃酮醇、黃酮醇、苯乙醇葡萄糖貳、苯甲酸、鞣酸、黃芩酶、多種氨基酸、甾醇類、揮發油、葡萄糖等物質，具有如下八方面的

藥理作用：

❶ 抗炎抗變態反應

　　黃芩甙、黃芩甙原對豚鼠氣管過敏性收縮有緩解作用；對豚鼠被動性皮膚過敏反應、組織胺皮膚反應也表現為抑制；黃芩甙、黃芩甙原能降低小鼠耳毛細血管的通透性，抑制過敏性之浮腫和炎症[註四]。

❷ 抗病原微生物作用

　　黃芩對金黃色葡萄球菌、肺炎雙球菌、溶血性鏈球菌、甲型鏈球菌、腦膜炎球菌、痢疾桿菌、白喉桿菌、結核桿菌、傷寒桿菌、副傷寒桿菌、綠膿桿菌、大腸桿菌、炭疽桿菌、變型桿菌、百日咳嗜血桿菌、霍亂弧菌、阿米巴原蟲、瘧原蟲、鈎端螺旋體、白色念珠菌等有不同程度的抑制或殺滅作用；對流感病毒甲型 PR8 珠、亞洲甲型珠有一定的抑制作用；對奧杜央氏小孢子菌、腹股溝表皮癬菌、星形奴卡氏菌、黃色毛癬菌、紅色表皮癬菌等有不同程度抑菌作用；對沙門氏菌 TA100 有強烈的誘變作用（同上註四第 310 至 311 頁）。

❸ 解熱、鎮靜作用

　　動物實驗顯示，黃芩甙有解熱和鎮靜作用（同上註四第 311 頁）。

❹ 降壓、利尿作用

　　動物實驗顯示，黃芩具有降壓和利尿作用（同上註四第 311 頁）。

❺ 降血脂作用

　　動物實驗顯示，黃芩素、黃芩甙可降低血清總膽固醇及肝三酸甘油酯的含量，增加血清高密度脂蛋白 - 膽固醇（HDL-ch）的含量[註五]。

❻ 保肝、利膽、抗氧化作用

實驗顯示，黃芩對異硫氰酸萘酯（ANIT）引起的大鼠肝損害有抑制作用，可抑制血清膽紅素的增加；黃芩貳對家兔有利膽作用；漢黃芩素對大鼠肝微粒體脂質過氧化有抑制作用；黃芩貳、黃芩黃酮等也有抑制脂質過氧化作用（同上註五第1572頁）。

❼ 抑癌作用

體外試驗表明，黃芩貳對人體子宮頸癌細胞培養株系JTC-26有抑制作用（同上註四第311頁）。

❽ 解毒作用

黃芩根莖的酊劑靜脈注射，對士的寧中毒的蛙、貓、狗可消除強直痙攣，並使動物免於死亡（同上註四第311頁）。

3. 半夏

半夏為天南星科植物半夏 Pinellia ternata (Thumb.) Breit. 的乾燥塊莖。

根據中醫藥學，半夏性味辛、溫，有毒[註六]，歸脾、胃、肺三經；功效燥濕化痰，降逆止嘔，消痞散結；《神農本草經》記載：「主傷寒、寒熱、心下堅，下氣，喉咽腫痛，頭眩、胸脹咳逆，腸鳴、止汗。」常用量2錢至3錢；反烏頭，血證及陰虛燥咳、津傷口渴者忌用，孕婦慎用。

根據現代藥理研究，半夏含膽鹼、生物鹼、β-穀甾醇、胡蘿蔔貳、3,4-二羥基苯甲醛葡萄糖貳、葡萄糖醛酸、甲硫氨酸、甘氨酸、天門冬氨酸、葫蘆巴鹼、L-麻黃鹼、半夏蛋白、揮發油、澱粉、脂肪、黏液質和礦物元素鐵、鈣、錳、鉀、鈉等物質，具有如下五方面的藥理作用：

❶ 對消化系統的作用

半夏對消炎痛型、幽門結紮型、慢性醋酸型胃潰瘍有顯著的預防或治療作用，對水浸應激性潰瘍也有一定的抑制作用，並有

顯著減少胃液量，降低游離酸和總酸酸度，抑制胃蛋白酶活性；半夏可降低胃液酸度，使阿斯匹林進入胃黏膜內減少，對阿士匹靈引起的急性黏膜損傷有保護和促進胃黏膜修復作用[註七]。

❷ 對呼吸系統的作用

動物實驗顯示，半夏製劑灌服，對電刺激貓喉上神經或胸腔注入碘液所引起的咳嗽具明顯的抑制作用，藥後30分鐘生效，可持續5小時，是抑制咳嗽中樞，作用比可待因稍弱，鎮咳作用與半夏生物鹼有關（同上註七第753頁）。

❸ 抗腫瘤作用

半夏的稀醇或水浸出液對動物實驗性腫瘤HCA、S180和Hela細胞都具有明顯的抑制作用，其作用與半夏所含葫蘆巴鹼、β-穀甾醇有關（同上註七第753頁）。

❹ 對心血管系統的作用

半夏對動物離體心臟有抑制作用，對實驗性心律失常有拮抗作用（同上註七第753頁）。

❺ 抗生育作用

半夏蛋白1.25mg/ml（在0.9% NaCl中）sc0.2ml對早孕小鼠的抑孕率為50%；直接將半夏蛋白注入小鼠子宮腔內也表明有抗早孕作用；半夏蛋白還有制止兔胚泡着床的效應，子宮內注射500μg，抗着床率達100%[註八]。

【功效和方解】

小柴胡湯寒溫並用，具有升清降濁，疏利三焦，調達上下，宣通內外，和解少陽，通暢氣機，調和臟腑，平衡陰陽的功效。

方中柴胡性味苦平，歸肝膽經，為少陽經專藥，疏解少陽之鬱滯，且柴胡味薄質輕，能升能散，推陳致新，令少陽之邪從外而解，為方中君藥；黃芩性味苦寒，歸肺、肝、膽、胃、大腸、

小腸諸經，功能清熱瀉火解毒，能解胸腹蘊熱，善清少陽相火，令邪熱內徹，從下而解，為方中臣藥，配合柴胡，一散一清，一升一降，令少陽之邪從上從外及從下從裏而解半夏性味辛溫、歸脾、胃、肺三經，功能燥濕化痰，和胃止嘔，散結消痞，為方中佐藥；人參性味甘、溫，歸肺、脾、胃、心、腎諸經，功能大補元氣，調補五臟，強精通脈，生津固脫，益智安神；甘草性味甘、平，歸脾、胃、肺三經，功能和中益氣，補虛解毒，調和諸藥，人參配甘草，補中益氣，扶正祛邪，防邪內陷，也為方中佐藥；生薑性味辛、溫，歸脾、胃、肺三經，功能和胃止嘔，化飲祛痰，發表散寒，解毒除臭，助半夏和胃，解半夏毒性，大棗性味甘、溫，歸脾、胃二經，功能補脾和胃，益氣生津，調和營衛，助人參、甘草補中益氣，生薑、大棗合用，益胃氣、生津液，調營衛，共為方中使藥；諸藥配伍，寒溫並用，升清降濁，上焦得通，津液得下，胃氣得和，上下調達，內外宣通，和解少陽，扶正祛邪，疏利三焦，通暢氣機，調和臟腑，平衡陰陽的功效。

【適應症】

外感傷寒和內傷雜病而見少陽證者以及陰陽失調之脫髮病症。

【禁忌症】

外感風熱不宜，傷寒初起病在表而無柴胡證者慎用。

【隨症加減】

1. 伴**心陰虛症狀明顯者**酌加丹參、麥冬、五味子、酸棗仁、柏子仁、乾地黃等以滋養心陰；

2. 伴**心陽虛症狀明顯者**酌加熟附子[註九]，白朮、桂枝、炙黃芪等以溫補心陽；

③ 伴**肝陰虛症狀明顯者**酌加沙參、麥冬、杞子、白芍、生地、何首烏等以滋養肝陰；

④ 伴**肝陽虛症狀明顯者**酌加黃芪、肉桂、白芍、肉蓯蓉、當歸、鹿茸等以溫補肝陽；

⑤ 伴**脾陰虛症狀明顯者**酌加石斛、沙參、麥冬、玉竹、白芍、天花粉、五味子、生扁豆等以滋養脾陰；

⑥ 伴**脾陽虛症狀明顯者**酌加黃芪、白朮、桂枝、厚朴、陳皮、砂仁、茯苓、生薑、乾薑等以溫中健脾；

⑦ 伴**肺陰虛症狀明顯者**酌加川貝、沙參、麥冬、天花粉、玉竹、百合、杏仁等以潤肺生津滋養肺陰；

⑧ 伴**肺陽虛症狀明顯者**酌加胡桃仁、沉香、附子、白朮、細辛、蘇子、橘紅、五味子、乾薑等以溫肺益氣；

⑨ 伴**腎陰虛症狀明顯者**酌加熟地、山萸肉、山藥、杞子、龜板、女貞子、旱蓮草等以滋補腎陰；

⑩ 伴**腎陽虛症狀明顯者**酌加鹿茸、肉桂、熟附子、熟地、菟絲子、杜仲、巴戟、仙靈脾、肉蓯蓉等以溫腎壯陽。

4 醫案選錄

例 一： 黃先生，男性，41歲，2005年1月25日初診。

主 訴： 脫髮6年餘。

現病史： 自訴自青春期後頭油脂多，面油脂多伴生頭瘡、生暗瘡和胸背生瘡，後經西醫治療，生頭瘡、生暗瘡和胸背生瘡症狀基本痊癒；唯於6年多前（1997年）脫髮明顯增多，頭頂頭髮日漸稀少和幼小，5年多前頭頂大片頭髮已嚴重脫落而看西醫服用特效西藥「保康絲」，服藥1個月後，脫髮明顯減少，治療3個月後，

原頭頂大片脫髮區的頭髮也漸漸增多和增粗，之後一直不間斷服用西藥「保康絲」，療效很好，原頭頂大片脫髮區的頭髮明顯增多，日常洗頭、梳頭脫髮也很少，但於1年前（服用西藥「保康絲」4年多之後）又發覺頭髮較容易脫落，雖然仍繼續不間斷服用西藥「保康絲」及注意起居、作息、飲食和看中醫服用中藥等，但頭髮容易脫落現象未被控制，近3個月來脫髮加重，梳摸頭髮已可見幾十根頭髮脫落，且頭頂大片頭髮又漸漸較之前稀少和幼小來診（詳見本頁圖17治療前照片）。

有白髮多年，睡眠差，難入睡，容易醒；夏天怕熱，大汗淋漓，冬天怕冷，肢體冰涼。

既往史： 自幼有嚴重哮喘和皮膚敏感，成年後症狀減輕，有輕度鼻敏感，自小至今害怕到人多地方，如大街人多害怕行大街而要行人少的小街小巷。

家族史： 父親於40歲時頭頂大片頭髮已脫光，母親和哥哥均害怕到人多的地方。

圖17　陰陽失調脫髮男士治療前後照片

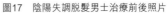

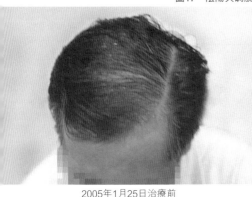
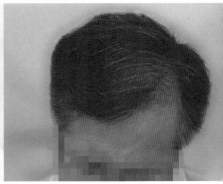

2005年1月25日治療前　　　　　　　　　　2005年5月14日治療後

臨床檢查： 全頭頭髮較萎黃伴部分白髮，頭頂大片頭髮較稀少和幼小，輕度用力梳摸頭髮3次見22根頭髮脫落，其中12根為衰老頭髮，10根為中幼髮，脫落頭髮毛乳頭萎縮，頭皮油脂特多，有少許頭皮屑和頭瘡，面油脂多，舌邊尖稍紅，舌苔薄白，脈速，肝脈弦、腎脈沉。

臨床診斷： 陰陽失調脫髮症（心、肝、腎陰虛，陰不潛陽伴肺氣陰兩虛）。

治療原則： 平衡陰陽，調和臟腑，潤肺益氣，滋養心、肝、腎和精氣血，固本培元以護髮養髮。

治療方藥及醫囑： 1. 每日上午半空腹溫開水送服小柴胡湯為主方配製的藥丸2錢；

2. 每日下午半空腹溫開水送服十八子培元丸2錢；

3. 外擦由人參、肉桂、黃芪、當歸、川芎等配製而成的生髮精；

4. 提供如下食療方供參考。

（1）塘虱魚黑豆湯

   材料： 塘虱魚12兩、黑豆4兩、生薑3錢、陳皮1錢5分、精鹽或生抽等調味料適量（以清淡為宜）。

   製法： 1. 塘虱魚去鰓及內臟，洗乾淨，黑豆洗淨，生薑洗淨切片，陳皮洗淨。

2. 將黑豆置燉体中，加清水4碗，中文火蒸燉2個半小時，加入塘虱魚、生薑、陳皮武火蒸燉10分鐘，再以中火蒸燉30分鐘，加精鹽或生抽等調味料，再中火蒸燉2分鐘，去除浮於上面的泡沫和油脂後，便可裝碗上桌。

  服用方法： 飲湯一碗，塘虱魚肉及黑豆依各人情況適量吃用，吃塘虱魚肉時依各人喜好可蘸些米醋或黑醋

以增添風味，幫助消化，增進食慾。適量米醋或黑醋有益健康。

（2）水魚燉淮山杞子

材料： 活水魚一隻約1斤重、淮山2兩、枸杞子2兩、大棗12枚、生薑3錢、料酒適量。

製法： 1. 宰下水魚頭放血後置開水中片刻，取出置清水中洗刷去除外表的衣膜，剖開水魚蓋，去除內臟、油脂、雜質和爪，洗淨切塊；淮山、枸杞子洗淨；大棗洗淨去核；生薑洗淨切片。

2. 將上述材料和適量料酒混合置於燉砵中，加清水4碗，上蒸籠先以武火蒸燉30分鐘，繼以文火蒸燉3小時，去除浮於上面的泡沫雜質和油脂後便可上桌食用。

服用方法： 可供多人享用，每人飲湯一碗，水魚肉、淮山、枸杞子、大棗可根據各人需要適量吃用，吃水魚肉時可適量蘸些米醋或老抽以增添風味。但老抽含鹽，量不宜多。

（3）金錢龜燉冬蟲夏草

材料： 活金錢龜一隻約1斤重、冬蟲夏草6錢、生薑3錢，由火腿、雞、豬骨及江瑤柱等製成的上湯4碗，橄欖油、料酒各適量。

製法： 1. 以熱開水將金錢龜泡死，擦洗乾淨外表的衣膜，剖開龜殼，除頭、頸、爪、內臟、脂肪和雜質，洗淨切塊；冬蟲夏草洗淨；生薑洗淨切片。

2. 燒熱鍋，放適量橄欖油，油熱後放薑片落鍋爆香，倒入金錢龜翻炒片刻，再加適量料酒翻炒1-2分鐘，熄火後將金錢龜等撈起裝載於燉砵中，放入冬蟲夏

草和上湯4碗，上蒸籠先以武火燉30分鐘，繼以文火燉3個小時，去除浮於上面的油脂、泡沫和雜質，裝碗上桌。

服用方法： 可供多人服用，每人飲湯一碗，金錢龜肉和冬蟲夏草依各人情況適量服食，吃金錢龜肉可適量蘸些黑醋或老抽以增添風味。但老抽含鹽量較多，不宜多用。

(4) 靈芝茶

材料： 靈芝3錢、茶葉1錢。

製法： 1. 靈芝切成薄片，備用。

2. 將靈芝和茶葉一起裝於茶壺中，用沸水沖泡。或將靈芝和茶葉一起加適量清水煮沸片刻。

服用方法： 當茶飲，每日一劑。

囑其遵醫囑服用藥物外，飲食宜清淡而富營養，少食肥膩、煎炸、辛熱、生冷寒涼和甜品，減少精神壓力，注意起居、作息和適量運動以鍛鍊身體，增強體質。

黃先生經治療1個月後，脫髮已明顯減少，日常梳頭僅見幾根頭髮脫落，頭油脂、面油脂分泌明顯減少，睡眠已很容易入睡，也睡得很酣，精力充沛，飲食、二便正常，哮喘、皮膚敏感、鼻敏感症狀減輕。

爾後，黃先生繼續遵醫囑治療，頭髮生長情況漸漸改善，脫髮減少至每天少於20根，頭髮漸漸增多、增粗，精神爽利，自信心增強，飲食、睡眠、二便正常，身體健康無不適。

2005年5月14日，黃先生經治療近4個月後覆診，頭頂頭髮較治療前明顯增粗和增多，髮色也較亮麗有光澤（詳見第240頁圖17治療後照片）。自訴身體健康，精力充沛，每日脫髮少於20根，頭髮生長情況明顯改善，自信心大為增強，日常出街已不怕到人多的地方，已無膽怯現象，飲食、睡眠、二便均正常。

臨床檢查： 頭頂頭髮較治療前明顯增粗、增多和亮麗有光
澤，白髮情況變化不大，輕度用力梳摸頭髮3次
見2根衰老頭髮脫落，頭皮油脂分泌大致正常，
無頭皮屑，面油脂分泌大致正常，舌淡紅，苔薄
白，脈緩，重按有力。

臨床療效判斷： 顯效。

例　二： 梁先生，男性，43歲，2005年8月26日初診。
主　訴： 脫髮伴頭癢和生頭瘡6-7年。
現病史： 自訴於6-7年前開始發覺洗頭和梳頭時脫髮增多，且
經常生小頭瘡和感覺頭癢難忍，雖多次改用洗頭水及
堅持每日最少用一次以上洗頭水洗頭，唯脫髮、頭癢
和生頭瘡等症狀沒有改善，而且頭頂頭髮日漸稀少和
幼小，近2年來脫髮加重，現頭頂大片頭髮嚴重脫落
呈地中海來診（詳見本頁圖18治療前照片）。
自幼情緒容易緊張，日常工作繁忙，精神壓力大。

圖18　陰陽失調脫髮男士治療前後照片

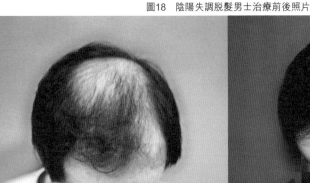
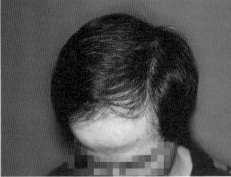

2005年8月26日治療前　　　　　　　　　2006年3月4日治療後

自小消化力差，加之經常外出用膳致影響消化功能進一步受損，吃飽胃部不適，饑餓時胃部又疼痛，大便不正常，有時2-3日才一次黏度很大的大便，有時大便則溏泄日2-3次伴有扭肚痛。

平素很怕熱，出汗很多，天熱時經常大汗淋漓。

既往史： 患白癜風20多年。

家族史： 父親和一位哥哥均禿頭。

臨床檢查： 頭頂大片頭髮脫落、幼小、稀少、呈嚴重半禿狀態，輕度用力梳摸頭髮3次見2根中幼髮脫落，脫落頭髮毛乳頭萎縮，頭皮油脂分泌稍多，無頭皮屑，頭皮有散在小頭瘡，身體皮膚有多處白癜風現象，舌淡紅，舌苔白膩，脈略滑速，尺脈沉細。

臨床診斷： 陰陽失調、心脾腎虧虛脫髮。

治療原則： 平衡陰陽，調和臟腑，滋養心脾腎兼除濕濁利肌膚，固本培元以養髮生髮。

治療方藥及醫囑： 1. 每日上午半空腹溫開水送服小柴胡湯為主方配製的藥丸2錢；

2. 每日下午半空腹溫開水送服古庵心腎丸為主方配製而成的藥丸2錢；

3. 外擦由人參、肉桂、黃芪、當歸、川芎、胡故子等配製而成的生髮精；

4. 提供如下食療方供參考。

（1）水魚燉淮山杞子

材料： 活水魚一隻約1斤重、淮山2兩、枸杞子2兩、大棗12枚、生薑3錢、料酒適量。

製法： 1.宰下水魚頭放血後置開水中片刻，取出置清水中洗刷去除外表的衣膜，剖開水魚蓋，去除內臟、油脂、

雜質和爪，洗淨切塊；淮山、枸杞子洗淨；大棗洗淨去核；生薑洗淨切片。

2. 將上述材料和適量料酒混合置於燉砵中，加清水4碗，上蒸籠先以武火蒸燉30分鐘，繼以文火蒸燉3小時，去除浮於上面的泡沫雜質和油脂後便可上桌食用。

服用方法： 飲湯一碗，水魚肉、淮山、枸杞子、大棗可根據需要適量吃用，吃水魚肉時可適量蘸些米醋或老抽以增添風味。但老抽含鹽，量不宜多。

（2）水鴨燉冬蟲夏草

材料： 水鴨1隻約1斤重、冬蟲夏草5錢、精瘦火腿肉2兩，生薑、料酒、精鹽各適量。

製法： 1. 宰殺水鴨，去毛及內臟，清洗乾淨後切塊；放沸水中汆一下，撈起，瀝去水分，備用。

2. 火腿肉放沸水中滾片刻，撈起過冷水，瀝去水分，切成薄片備用。

3. 生薑洗淨，切片備用。

4. 冬蟲夏草洗淨，備用。

5. 將水鴨、冬蟲夏草、火腿、生薑、料酒和少許精鹽放入燉砵中，加清水4碗，隔水先以武火燉15分鐘，繼以文火燉3小時，去除浮於上面的雜質、泡沫和油脂後上桌。

服用方法： 喝湯一碗，水鴨肉、火腿肉和冬蟲夏草依情況適量吃用。

（3）靈芝茶

材料： 靈芝3錢、茶葉1錢。

製法： 1. 靈芝切成薄片，備用。

2. 將靈芝和茶葉一起裝於茶壺中,用沸水沖泡。或將靈芝和茶葉一起加適量清水煮沸片刻。

服用方法: 當茶飲,每日一劑。

囑其遵醫囑服用上述藥物等治療外,宜注意起居、飲食和作息、減少精神壓力和適量運動鍛鍊以增強體質。

梁先生經治療後,脫髮漸漸減少,頭癢和生頭瘡症狀漸漸消失,頭髮生長情況也漸漸改善,消化功能也明顯增強,胃納正常,胃部不適症狀消化,大便每日1次,怕熱和多汗等症狀也明顯改善。

2006年3月4日,梁先生經治療半年多後覆診,自訴每日脫髮少於30根,頭髮生長情況明顯改善,頭頂原大片脫髮區的頭髮已明顯增多和增粗(詳見第244頁圖18治療後照片),飲食、睡眠、二便正常,身體健康無不適。

臨床療效判斷: 顯效。

例 三: 羅小姐,女性,16歲,2005年10月19日初診

主 訴: 頭髮及眉毛全脫落3年1個多月。

(病史由其母親及本人敘述)

現病史: 訴於3年1個多月前(即2002年9月)開始發現頭頂有2處約3×3厘米的脫髮區,隨後脫髮加重,並約於1個多月後全頭頭髮以及眉毛全脫光,3年多來,不斷於香港和廣州等地看西醫、中醫及到包生髮中心做激光激髮和擦藥焗頭生髮等等治療,合共約花去10萬港元醫藥費,期間雖曾於西醫給予靜脈輸注類固醇等治療後長出眉毛和頭髮,唯頭部尚有2處約3×3厘米的脫髮區未長出頭髮時,新生的眉毛和頭髮又於短短的3個月內全脫光,現全頭頭髮及眉毛全脫落來診。平素頭油脂多,需天天用洗頭水洗頭,脫髮後不僅發

覺頭皮肥膩濕滑，而且冰涼和軟綿綿；

月經錯亂，2-3個月才來月經一次，經量極少，行經期僅1-2天，行經前後身體不適；

自幼容易出汗，且出汗量甚多；

自小喜零食、餅乾、糖果、薯片和凍飲；

近3年多來性情急躁，容易發怒。

既往史： 自幼病痛多，容易傷風感冒、咽喉疼痛、發熱、流鼻血，自幼皮膚不好，經常皮膚起疹，瘙癢以及被抓損；而且，皮膚出現皮損後很難癒合，左下肢有一皮損5年不癒。

家族史： 無特殊。

臨床檢查： 全頭頭髮以及眉毛全脫光，頭皮蒼白光亮，表皮變薄，表皮凸消失，觸摸頭皮冰涼、濕潤、油膩及軟綿綿沒有彈性，舌邊尖稍紅，舌苔淡黃，稍膩，脈略沉速，尺脈沉細。

臨床診斷： 陰陽失調，沖任虧損脫髮。

圖19　陰陽失調、沖任虧損脫髮女子治療前後照片

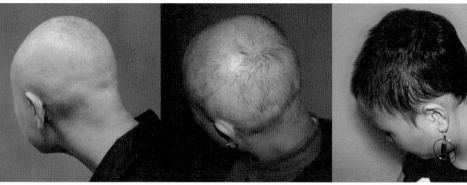

2005年10月19日治療前　　　　　2006年4月6日治療5個多月　　　　　2006年7月22日治療9個月

治療原則： 平衡陰陽，調和臟腑，固本培元，通利沖任氣機，兼除濕濁利肌膚開通毛竅以養髮生髮。

治療方藥及醫囑： 1. 每日上午半空腹溫開水送服小柴胡湯為主方配製的藥丸2錢；

2. 每日下午半空腹溫開水送服通竅活血湯為主方配製的藥丸2錢；

3. 外擦由人參、肉桂、黃芪、當歸、川芎等配製而成的生髮精；

4. 提供如下食療方供參考。

（1）水魚燉淮山杞子

材料： 活水魚一隻約1斤重、淮山2兩、枸杞子2兩、大棗12枚、生薑3錢、料酒適量。

製法： 1. 宰下水魚頭放血後置開水中片刻，取出置清水中洗刷去除外表的衣膜，剖開水魚蓋，去除內臟、油脂、雜質和爪，洗淨切塊；淮山、枸杞子洗淨；大棗洗淨去核；生薑洗淨切片。

2. 將上述材料和適量料酒混合置於燉砵中，加清水4碗，上蒸籠先以武火蒸燉30分鐘，繼以文火蒸燉3小時，去除浮於上面的泡沫雜質和油脂後便可上桌食用。

服用方法： 飲湯一碗，水魚肉、淮山、枸杞子、大棗可根據各人需要適量吃用，吃水魚肉時可適量蘸些米醋或老抽以增添風味。但老抽含鹽，量不宜多。

（2）金錢龜燉冬蟲夏草

材料： 活金錢龜一隻約1斤重、冬蟲夏草6錢、生薑3錢，由火腿、雞、豬骨及江瑤柱等製成的上湯4碗，橄欖油、料酒各適量。

製法： 1. 以熱開水將金錢龜泡死，擦洗乾淨外表的衣膜，剖開龜殼，除頭、頸、爪、內臟、脂肪和雜質，洗淨切塊；冬蟲夏草洗淨；生薑洗淨切片。

2. 燒熱鍋，放適量橄欖油，油熱後放薑片落鍋爆香，倒入金錢龜翻炒片刻，再加適量料酒翻炒1-2分鐘，熄火後將金錢龜等撈起裝載於燉体中，放入冬蟲夏草和上湯4碗，上蒸籠先以武火燉30分鐘，繼以文火燉3個小時，去除浮於上面的油脂、泡沫和雜質，裝碗上桌。

服用方法： 飲湯一碗，金錢龜肉和冬蟲夏草依各人情況適量服食，吃金錢龜肉可適量蘸些黑醋或老抽以增添風味。但老抽含鹽量較多，不宜多用。

（3）田雞粥

材料： 田雞12兩、香梗米5兩、生薑、花生油和精鹽各適量。

製法： 1. 田雞去頭、皮、爪和內臟，洗淨，切塊備用。

2. 生薑洗淨，切絲備用。

3. 香梗米洗淨，放砂鍋中，加適量清水，煮成粥。

4. 燒熱鍋，放適量花生油後再放入生薑絲炒香，繼而放入田雞並將田雞煮熟，再加適量精鹽調味。

5. 將煮熟的田雞和粥混和即成田雞粥。

服用方法： 作正餐或作點心食用。

囑其遵醫囑服用藥物外，宜減少精神壓力，注意起居、作息和適量運動以鍛鍊身體，增強體質，飲食宜清淡而富營養，少吃零食、餅乾、糖果、咖啡、濃茶、凍飲、甜品和辛熱、煎炸食品。

羅小姐遵醫囑治療20多天後，頭皮油脂分泌漸漸減少，頭皮也漸漸變得溫暖和有張力；月經來潮，心情明顯開朗，精神佳；全身皮膚瘙癢和起皮疹等症狀消失，沒有再因瘙癢而出現新的皮

損，飲食、睡眠、二便正常；治療3個多月，眉毛漸漸長出，同時，也開始長出銀白色幼髮，繼續治療，新生幼髮漸漸增多、增粗和變黑。

2006年4月6日羅小姐經治療5個多月後覆診，眉毛已基本長出，頭髮也大多已長出；2006年7月22日，羅小姐經治療9個月後，全頭頭髮已全部長出（詳見第248頁圖19治療9個月照片），髮質烏黑亮麗，眉毛生長情況良好，自訴身體健康，精神好，心情開朗，日常很少用洗頭水洗頭，頭皮乾爽不肥膩，頭皮溫暖，沒有頭皮屑和頭癢，皮膚沒有皮疹，沒有瘙癢，左下肢皮損已癒合，月事正常，飲食、睡眠、二便正常。

臨床療效判斷： 痊癒。

5 小議

經曰：「陰陽者，天地之道也，萬物之綱紀，變化之父母，生殺之本始，神明之府也，治病必求於本。」〔註十〕治病求本，本於陰陽，陰平陽秘，精神乃治。

東漢醫聖張仲景於《傷寒論》中創立治療邪犯少陽之小柴胡湯，足少陽絡肝屬膽，經曰：「凡十一臟取決於膽也」〔註十一〕，一千七百多年來，歷代醫家對小柴胡湯的理法方藥進行廣泛探討和研究，尤其是近數十年來，通過汲取現代醫學理論成果，採用先進的研究方法，深入細緻的研究小柴胡湯的藥理作用，清楚認識小柴胡湯的作用機理，為臨床應用小柴胡湯提供了科學依據，拓寬了小柴胡湯的臨床應用範圍。

根據現代藥理研究，小柴胡湯具有如下十三方面的藥理作用〔註十二〕。

❶ 抗炎作用

小柴胡湯可通過垂體——腎上腺皮質軸的促進作用起到內源性激素樣作用，又有非激素樣抗炎作用。

❷ 抗菌作用

抗菌實驗顯示，小柴胡湯對金黃色葡萄球菌、白色葡萄球菌、甲型鏈球菌、乙型鏈球菌、大腸桿菌、傷寒桿菌、變型桿菌、糞產桿菌等均有抑制作用，可切斷病理環節，控制感染；對流感桿菌或病毒引起的體溫增高，有很好的治療作用。

❸ 抗過敏作用

通過接觸性皮炎病理模型試驗，小柴胡湯有抗 IV 型變態反應作用，同時用小鼠進行實驗，表明方中的柴胡水提取物有抑制 IgE 抗體作用，甘草提取物通過抑制巨噬細胞而抑制 IgE 產生的作用。

❹ 免疫調節作用

小柴胡湯能促進淋巴細胞分化增殖，刺激 T 淋巴細胞功能，促進 B 淋巴細胞成熟，促進機體產生抗體，增強巨噬細胞的吞噬活力，誘導 γ- 干擾素的產生，增強機體免疫功能。

❺ 退熱作用

小柴胡湯中所含的柴胡皂貳、柴胡揮發油、黃芩貳和黃芩素均有抗炎性滲出和抑制肉芽腫的生長，對多種原因引起的炎症，包括毛細血管通透性，炎症介質的釋放，白血球游走和結締組織增生均有影響，從而起到退熱解毒作用；小柴胡湯可將血液中增多的調節體溫的發熱物質及其代謝產物排出體外。

❻ 調節內分泌作用

小柴胡湯能抑制肝臟皮質激素代謝，刺激丘腦——垂體、促腎上腺皮質激素的分泌，使血中內源性皮質激素濃度上升，具有激素樣作用，同時，具有拮抗類固醇類藥物的副作用。

❼ 對肝膽的作用

　　小柴胡湯對實驗性肝損害有保護作用，可抑制肝細胞壞死，改善四氯化碳、半乳糖胺等原因造成的肝損害；抑制二甲基亞硝胺等原因造成的肝纖維化發展；抑制酒精性脂肪肝的發生，降低肝中脂質過氧化物的水平；增加肝血流量和促進肝細胞的再生。

　　小柴胡湯能使奧狄氏括約肌鬆弛，促進膽汁分泌和排泄。

❽ 對胃腸的調節作用

❾ 對循環系統的作用

　　小柴胡湯可使冠狀動脈血流量和腎血流量增加；小柴胡湯對不同機制引起的高脂血症均有改善作用，能降低高膽固醇血症的血清低密度脂蛋白膽固醇，同時使高密度脂蛋白含量增加；小柴胡湯尚有抗血小板凝集和降低血液黏度的作用，並通過改善血液流變性減輕血管壁的損傷。

❿ 對中樞神經系統的作用

　　小柴胡湯可使大腦半球的多巴胺含量增加和腦內過氧化物減少，對癲癇發作有抑制作用。

⓫ 抗腫瘤作用

　　小柴胡湯可減少腫瘤的發生率，延長生存期，抑制腫瘤的轉移，增強抗癌藥物的效果。

⓬ 對血液系統的作用

　　小柴胡湯對骨髓的造血功能有刺激作用。

⓭ 對放射性損害的作用

　　小柴胡湯對X光照射造成造血幹細胞減少有保護作用。

　　據報道，臨床上運用小柴胡湯為主方辨證加減治療的疾病有如下多種〔註十三〕：

① 內科疾病包括感冒、支氣管哮喘、流行性腮腺炎、乙型病毒性肝炎、愛滋病、膽囊炎、胰腺炎、返流性食管炎、胃炎、冠心

病、溶血性貧血、腎病綜合症、偏頭痛、三叉神經痛和神經官能症等。

② 外科疾病包括肝癌，掌蹠膿疱病，睪丸腫痛，乳癰，闌尾炎術後腸梗阻等。

③ 婦科疾病包括熱入血室、經前期緊張綜合症等。

④ 男子性功能障礙性疾病包括陽萎和射精障礙等。

⑤ 兒科疾病包括小兒夜熱、小兒夏季感冒、小兒尿道感染和小兒厭食症等。

⑥ 五官科疾病包括急性結膜炎，急性角膜炎、急性視神經炎，急性化膿性中耳炎、前庭神經炎、急性鼻炎、急性鼻竇炎、慢性鼻炎、過敏性鼻炎、咽炎、扁桃體炎和口腔乾燥症等。

⑦ 皮膚科疾病包括濕疹、蕁麻疹、皮炎和脫髮等。

多年來，筆者以小柴胡湯為主方辨證加減治療臨床辨證為陰陽失調脫髮患者，如上述三例，不僅生髮療效顯著，而且，患者的身體健康情況也明顯改善，小柴胡湯誠然為治療陰陽失調脫髮病症之治本良方。

〔註一〕 《傷寒論》方劑中的斤、兩、斗、升等度量衡單位與現代的斤、兩、斗、升等度量衡單位不同，臨床運用古方治病的用藥劑量不宜照抄原著方劑的劑量，而應根據實際情況採用現代的常用量。

〔註二〕 詳見陳可冀、李春生主編《新編抗衰老中藥學》，人民衛生出版社出版，1998 年 4 月第 1 版第 1 次印刷第 483 頁。

〔註三〕 詳見黃泰康主編《常用中藥成分與藥理手冊》，中國醫藥科技出版社出版，1994 年 4 月第 1 版第 1 次印刷第 1504 頁。

〔註四〕 詳見翁維良、房書亭主編《臨床中藥學》，河南科學技術出版社出版，2001 年 1 月第 1 版第 2 次印刷第 310 頁。

〔註五〕 詳見黃泰康主編《常用中藥成分與藥理手冊》，中國醫藥科技出版社出版，1994 年 4 月第 1 版第 1 次印刷第 1572 頁。

〔註六〕 半夏生品有毒，能刺激咽喉，使人嘔吐、咽喉腫痛、失音，一般不宜內服，多作外用；內服半夏宜經加工炮製以降低毒性、緩和藥性，消除副作用。

經加工炮製的半夏有如下 3 種：
1. 半夏經用白礬水浸漂炮製者名清半夏，長於化痰，以燥濕化痰為主；
2. 半夏經用生薑、白礬炮製者名薑半夏，善於止嘔，以溫中化痰，降逆止嘔為主；
3. 半夏經用甘草、石灰水炮製者名法半夏，偏於祛寒痰，同時具有調脾和胃的作用。

〔註七〕 詳見翁維良、房書亭主編《臨床中藥學》，河南科學技術出版社出版，2001 年 1 月第 1 版第 2 次印刷第 752 至 753 頁。

〔註八〕 詳見黃泰康主編《常用中藥成分與藥理手冊》，中國醫藥科技出版社出版，1994 年 4 月第 1 版第 1 次印刷第 781 頁。

〔註九〕 附子為毛茛科植物烏頭的子根，生附子有毒，臨床處方內服附子，均用經過加工炮製的熟附子。附子與半夏同用，毒性會增強；因此，臨床運用小柴胡湯治少陽病伴心陽虛需加用附子時須特別注意如下二方面：第一要嚴格控制附子的用量；第二附子要先煎，附子先煎既可降低附子毒性，又可增強附子功效。

〔註十〕 詳見《黃帝內經・素問・陰陽應象大論篇第五》。

〔註十一〕 詳見《黃帝內經・素問・六節臟象論篇第九》。

〔註十二〕 詳見王平主編《中醫十大名方・小柴胡湯》，中國中醫藥出版社出版，1998 年 3 月第 1 版第 1 次印刷第 34 至 47 頁。

〔註十三〕 詳見王平主編《中醫十大名方・小柴胡湯》，中國中醫藥出版社出版，1998 年 3 月第 1 版第 1 次印刷第 49 至 121 頁。

如對本書內容有所查詢，可致電28505998/去信或親臨九龍
尖沙咀彌敦道27-33號良士大廈15樓A室陳光輝中醫師診所。

對症下藥治脫髮

編著
陳光輝

編輯
祈思

設計
萬里機構製作部

出版
萬里機構・得利書局
香港鰂魚涌英皇道1065號東達中心1305室
電話：2564 7511　　傳真：2565 5539
網址：http://www.wanlibk.com

發行
香港聯合書刊物流有限公司
香港新界大埔汀麗路36號中華商務印刷大廈3字樓
電話：2150 2100　　傳真：2407 3062
電郵：info@suplogistics.com.hk

承印
中華商務彩色印刷有限公司

出版日期
二〇一五年九月第一次印刷

萬里機構

萬里 Facebook